宝宝常见病防治与护理

儿科医生鱼小南 编著

青岛出版社
QINGDAO PUBLISHING HOUSE

图书在版编目（CIP）数据

宝宝常见病防治与护理 / 儿科医生鱼小南编著. —青岛：青岛出版社, 2017.8

ISBN 978-7-5552-5449-2

Ⅰ. ①宝… Ⅱ. ①儿… Ⅲ. ①小儿疾病 – 常见病 – 防治 ②小儿疾病 – 常见病 – 护理 Ⅳ. ①R72②R473.72

中国版本图书馆CIP数据核字（2017）第099594号

《宝宝常见病防治与护理》

儿科医生鱼小南编委成员

文字作者：余 楠 张文华

漫画作者：黄 昕 高 薇

书　　名	宝宝常见病防治与护理
作　　者	儿科医生鱼小南
出版发行	青岛出版社
社　　址	青岛市海尔路182号（266061）
本社网址	http://www.qdpub.com
邮购电话	13335059110　0532-68068026
责任编辑	袁　贞
封面设计	丁文娟
照　　排	青岛乐喜力科技发展有限公司
印　　刷	青岛乐喜力科技发展有限公司
出版日期	2017年8月第1版　2017年8月第1版第1次印刷
开　　本	32开（890mm×1240mm）
印　　张	5
字　　数	60千
图　　数	361幅
印　　数	1-20000
书　　号	ISBN 978-7-5552-5449-2
定　　价	29.80元

编校印装质量、盗版监督服务电话　4006532017　0532-68068638

建议陈列类别　育儿科普类

目 录

第1章

0～3岁宝宝保健原则

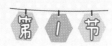

新生儿期保健

宝宝初来乍到，需要一段时间来适应这个世界，爸爸妈妈也需要一段时间来了解宝。新生儿期就是这样一个特殊的阶段，爸爸妈妈需要知道宝在这个时期的特点及哪些方面需要被关注。下面，小南就要开讲啦！

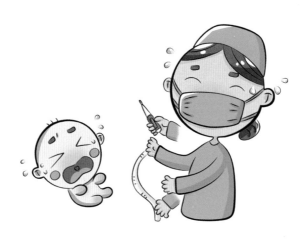

遥想当年，一阵响亮的啼哭，豚豚就这么来了，小南松了一口气，然后同行们各种忙碌：清理掉豚豚口鼻里的黏液，这样能保证他呼吸畅通；消毒、结扎脐带；采集小脚印；记录出生时评分、体温、呼吸、心率、体重、身长；注射维生素 K_1……

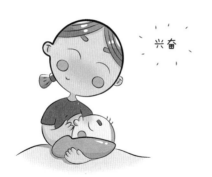

兴奋

感觉过了很久很久，护士阿姨才把豚豚裹在小被子里送到小南身边，现在想想，那个所谓的很久很久，连半小时都不到，相对论啊。豚豚趴在我的身上，吧唧着小嘴拱来拱去，护士阿姨很懂豚豚，马上帮他找到了奶头，让豚豚吃上了奶。

在医院住了几天之后，昕爸乐颠颠地把我们娘俩接回了家，家里也早在小南的遥控指挥下布置好了。

跟在医院一样，要给豚豚打造一个舒适的小环境。这里建议，不管是冬天还是夏天，室

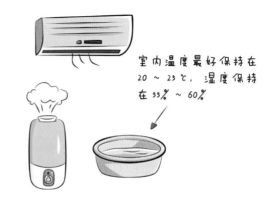

室内温度最好保持在20～25℃，湿度保持在55%～60%

内温度最好保持在20～25℃，湿度保持在55%～60%。空调、加湿器，甚至放一盆水都行，这个要求应该不难实现。

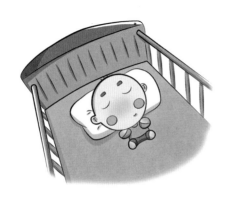

豚豚呢？小爷当然是舒舒服服躺在有围栏的婴儿床里，像珍稀动物一样被全家小心翼翼围观。温度适宜，小家伙睡得可香了。不需要给宝穿太多，也不需要给宝枕枕头，枕块纯棉毛巾即可。宝的周围不要放杂物，干干净净就好。

除了吃吃睡睡，宝还要洗澡呐！倒也不是必须天天洗澡，冬天的话，一周 1 ~ 2 次也就够了，夏天可以天天洗。另外，每次豚豚拉臭臭之后，小南都会用温水给他清洗小屁屁。

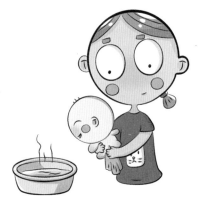

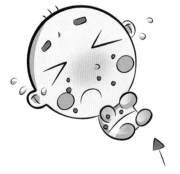

宝宝有湿疹

当然啦，这个次数不是绝对的，要是宝宝湿疹严重，洗澡次数就要适当减一减哦。

宝宝的脐带，出生时就被剪断结扎了，脐带残端一般在 3 ~ 7 天脱落，也有两周左右脱落的。脱落前的这段时间，爸爸妈妈给宝宝洗澡时要注意些，最好绕开它。另外，爸爸妈妈每天都要给宝宝的脐带残端及脐周皮肤消毒哦，这样才不容易感染。

新生儿的脐带残端，也要保持干燥

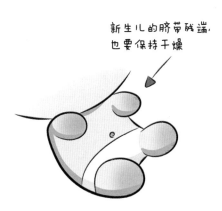

昕爸初为人父，总想表示点啥，看豚豚洗澡"出锅"了，一溜烟拿出一摞小衣服。

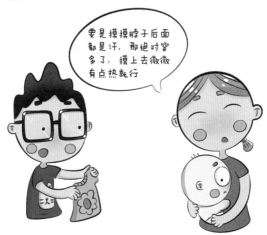

　　好吧，刚出生的小不点们出汗多，不能给他们穿成小粽子，要是摸摸脖子后面都是汗，那绝对穿多了，摸上去微微有点热就行。嗯，实在要参考点啥的话，看爸爸穿多少，就给宝宝穿多少吧。

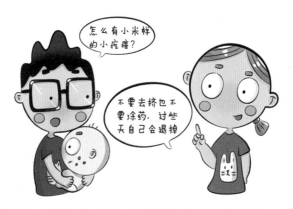

　　"怎么有小米样的小疙瘩？"昕爸想象中的新生儿，皮肤光洁无瑕，越看这些小疙瘩越碍眼。等等，不要去挤也不要涂药，过些天自己会退掉的，这是新生儿粟粒疹，啥都不去处理就没事，一挤两挤的，反而会挤出事情来。

另外，有的宝可能还有新生儿痤疮、"马牙"、新生儿红斑等情况，这些也一样，都不需要处理，爸爸妈妈别纠结就好。

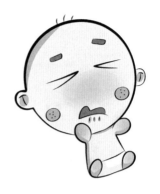

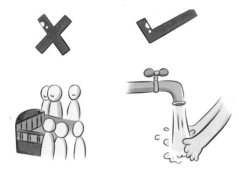

豚豚一回到家，亲戚朋友们都想来参观一下。来吧来吧，生娃的快乐要一起分享，不过不要很多人一起挤进豚豚的房间哦，想要抱抱他的也要先洗洗手。

有个阿姨洗干净双手，还戴上口罩才肯进屋，说自己有慢性呼吸道疾病，怕传染给豚豚，嗯，给她点个赞。如果你们家亲戚朋友也有这方面疾病，知道该怎么让他看望小不点了吧？

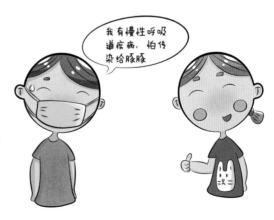

我有慢性呼吸道疾病，怕传染给豚豚

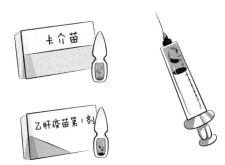

宝宝出生第一天

卡介苗

乙肝疫苗第1剂

宝宝用的奶瓶啊，奶嘴啊，小勺啊……每天都要消毒哦！家里也要经常通风换气，让宝宝多多呼吸新鲜空气。对了，还有一件很重要的事情，宝宝出生第一天，就要接种两种疫苗，一个是卡介苗，另一个是乙肝疫苗第1剂。

小南是分娩之前就让昕爸记录下来，看看医生有没有给豚豚做一些疾病的筛查，比如听力筛查、代谢病筛查、先天性髋关节发育不良的筛查等，就怕自己生完之后太虚弱，或者被别的事情影响忘记了这茬事。

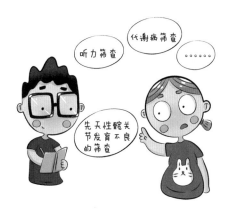

听力筛查

代谢病筛查

……

先天性髋关节发育不良的筛查

这些筛查，你们的宝也都做了吧？

画小南
特别提示

新生儿期是一个很特别的阶段，宝宝面临初来这个世界的各种考验，爸爸妈妈也要面对照顾这个小不点的各种压力。总的来说，爸爸妈妈们要多观察，多关注，遇到不明白的多咨询医生，不确定需不需要去医院的，还是去医院走一趟最保险！

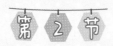

婴儿期保健

从宝宝出生到1岁的这个阶段是婴儿期，宝宝在这一年里长得非常快。婴儿期也是宝的第一个生长高峰期。自然，这一年里，宝需要的营养很多。但是，这个阶段的宝，消化功能尚不成熟，所以，喂养上需要爸爸妈妈多花心思。

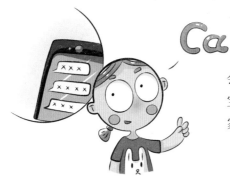

小南每次忙完，手机里总会有那么一些留言，都是关于宝宝的各种问题，要选一个大家问得最多的啊：补钙。

补钙说到底就是补充维生素 D，不管是母乳喂养还是配方奶喂养，宝宝出生 2 周后，就要每天摄入 400IU 的维生素 D，至少到两岁。

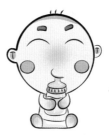

当然了，如果是早产儿、低出生体重儿、双胎儿，那点量是远远不够滴，小南就刚刚电话指导了一个朋友，建议她家的早产儿宝宝一出生就补充维生素 D，先每天 800 ~ 1000IU，3 个月后再降到每天 400IU。

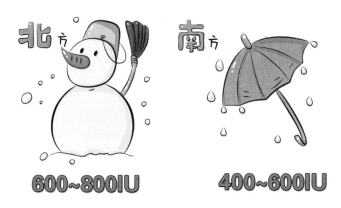

对了，如果是特殊天气，比如北方寒冬，可以适当补充到每天 600 ~ 800IU，南方的梅雨季节也增加到 400 ~ 600IU。

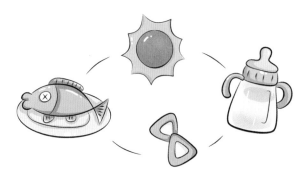

婴儿期的宝宝，及时合理地添加辅食也是很重要的哦！随着宝逐渐长大，母乳已经不能满足宝宝生长的需要了。而且，4 ~ 6 个月是宝宝学习吞咽、咀嚼的敏感期，这个时候添加辅食有利于宝宝的咀嚼动作发育。先给宝宝添加泥糊状食物，随着乳牙萌出要及时添加固体食物，以促进牙齿生长、锻炼咀嚼能力。

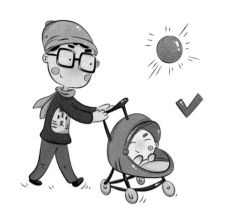

宝宝满月之后，就可以带他出去晒太阳啦！天气好的时候，把宝宝放在可以平躺的婴儿车里，推宝宝出门吧！这样一来可以补钙，二来可以让宝宝多接触一些新鲜事物，有利于宝宝智力、情感等各方面的发育。

昕爸有时候偷懒，觉得隔着玻璃在家晒晒也是一样的。哪一样了？玻璃阻拦了紫外线好不好，晒上一天吸收得也很有限，必须无阻隔地和阳光接触才有效果呐。

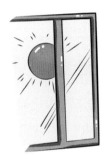

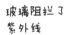
玻璃阻拦了紫外线

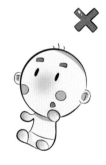

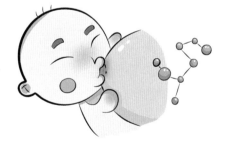

对了，宝宝的铁贮备也会在 4 ~ 6 个月的时候用完，除了补充维生素 D，还要记得补铁哦。

而且，6 个月后，宝从妈妈体内获得的抗体也会逐渐消失，而宝宝自身的免疫功能尚不成熟，所以容易生病。可见，4 ~ 6 个月的阶段还是蛮关键的一个时期，维生素 D 要继续补充，铁也要补，辅食也要慢慢加，还得注意别感冒。嗯，好多事情啊，爸爸妈妈要记好哦！

婴儿期也是培养宝宝好习惯的一个时期，最起码，要建立起睡眠规律啦！从生理上讲，3个月的宝宝就不需要吃夜奶了，晚上是可以睡个整觉的。但是，每个宝宝的睡眠成熟程度不同，夜醒情况也不一样，很多宝宝做不到这一点。没关系，别着急，需要注意的是，妈妈不要为了自己省事，晚上宝一哭就塞给她乳头。其实，很多时候宝宝只是求安慰，并不是饿了，妈妈拍拍他、哄哄他就可以了。

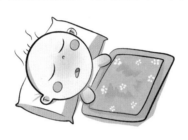

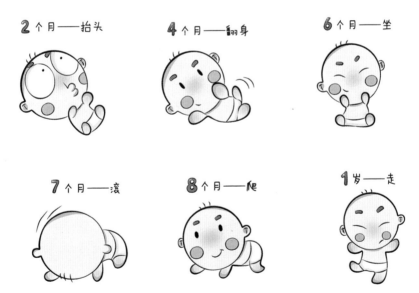

宝宝每个阶段都有要学的本领呢，尤其是大运动能力，要是爸爸妈妈不训练他，宝的发育会落后的。怎么看有没有落后呢，不妨对照一下这个发育口诀"二抬四翻六会坐，七滚八爬周会走"。

也就是说，宝宝 2 个月时可以抬头，4 个月时会翻身，6 个月会坐，7 个月会来回滚，8 个月会爬，1 岁会走。虽说有个体差异，但差得很大的话就是发育异常。

如果宝宝一切都还好，或者只是有那么一点点落后的样子，也还是要多创造机会让他们动起来；如果有明显的运动发育迟缓迹象，就有必要去医院，看看是遗传的问题还是营养或疾病的问题，早点诊断、早点干预，宝宝赶上其他小朋友的概率还是很大的。

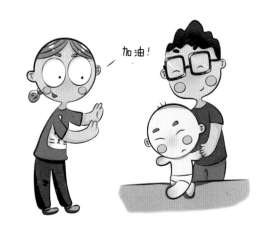

除了大运动发育，宝宝的咀嚼能力、感知觉发育、情感发育以及语言发育，都需要爸爸妈妈的帮助呢。

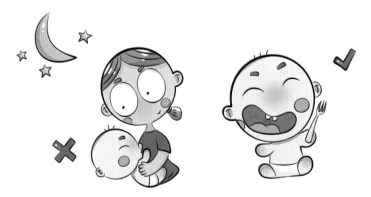

这个阶段还要培养宝的一些好习惯啦，像让豚豚 3 个月之后逐渐不吃夜奶、乳牙长出后就开始刷牙、让豚豚自己用勺吃辅食等。

还有朋友咨询定期体检的事，豚豚 1 岁之前，小南每 3 个月就带他去体检一次，身高、体重、运动、语言等各个方面医生都会检查，能发现很多问题呢。

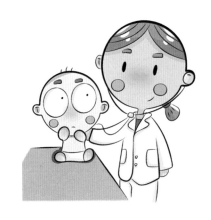

"没生病啊，能吃能喝能睡能拉的，还需要体检吗？"需要！宝宝看上去一切都好，但奶是喂多了还是喂少了、什么时间要补充什么、如何促进宝宝大运动发育……还是去听听医生怎么说吧。

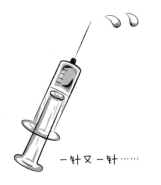

一针又一针……

嗯，宝宝第一年需要接种的疫苗很多，1个月、6个月时分别接种乙肝疫苗第2剂、第3剂（接种以前要先测一下胆红素值，没问题才行）；2、3、4个月各接种1剂脊髓灰质炎疫苗，3、4、5个月各接种1剂百白破疫苗，8个月的时候接种乙脑疫苗和麻风疫苗；还要根据地区和季节接种流脑、腮腺炎、流感等疫苗。总之，保存好宝宝的预防接种证，按照计划准时去接种就好啦。

说来说去，好像爸爸妈妈在宝宝婴儿期的任务也很艰巨呐！没办法，宝宝长得快，需要的营养多，要学的东西也多，爸爸妈妈偷不得懒呢！不过，你有没有发现，宝宝带给你的快乐也越来越多了呢！

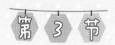

幼儿期保健

宝宝1岁至3岁的这个阶段是幼儿期，这个时间的宝宝断奶了，会走了，会说话了。爸爸妈妈们感觉宝宝已经是小大人了，但你们可别真把宝当大人。怎么说？奶还是要喝，饭还是应该单做，少油、少盐，不给宝吃刺激性食物，记下了没？

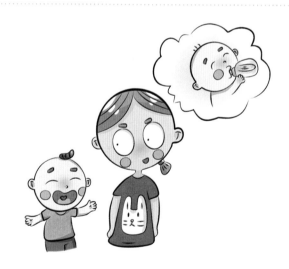

好像就一眨眼的事，豚豚长成小大人了，小南和昕爸感慨啊！1岁多点吧，豚豚就会走路了，这会儿已经是上蹿下跳的，我们只有追的份儿。小爷还叽叽喳喳像只小麻雀，虽说发音不是那么清楚，小南还是能听懂的，比猜手势和表情简单多了。

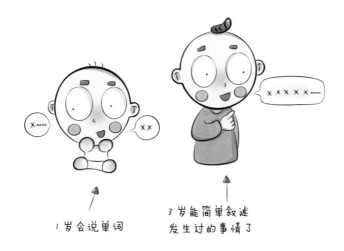

1岁会说单词

3岁能简单叙述
发生过的事情了

　　一般来说，1岁后宝宝们会走了，活动范围一扩大，"呀，好多新东西！"语言也就跟着飞速发展了，单词蹦着蹦着就说出了句子，说着说着，到3岁时，宝就能简单叙述发生过的事情啦。

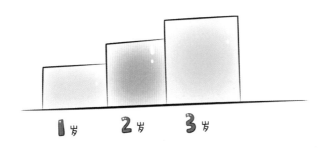

1岁　　2岁　　3岁

语言发育迟缓

　　这个过程呢，有快有慢，但是，如果1岁半的宝宝还不会说、2岁宝宝词汇量少于30个、3岁宝宝词汇量少于50个，就属于语言发育迟缓，要去医院看看啦。

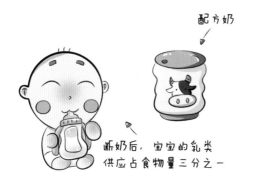

配方奶

断奶后，宝宝的乳类
供应占食物量三分之一

到点了，给豚豚做饭去啦。断奶后小家伙改喝配方奶了，整个乳类供应还是占了总食物量的1/3，缺失了这一部分容易缺铁，但喝多了也不好，会妨碍豚豚吃进更多含铁丰富的食物。

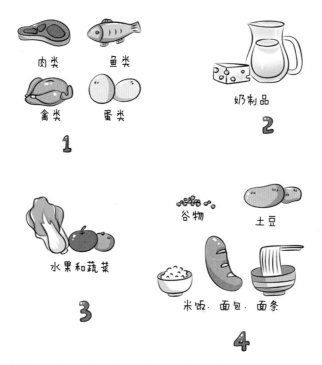

肉类　　鱼类

禽类　　蛋类

1

奶制品

2

水果和蔬菜

3

谷物　　土豆

米饭　面包　面条

4

别的嘛，基本上我们吃啥他也吃啥，大家都需要这4大类基本营养食物——肉类、鱼类、禽类、蛋类；奶制品；水果和蔬菜；谷物、土豆、米饭、面包、面条。原材料都是一样，只是豚豚的饭菜不能按我们的口味来。

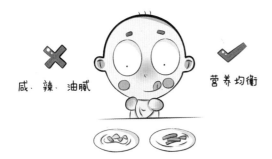

咸·辣·油腻

营养均衡

具体到小家伙们的饭菜，不能太烫，也不能太咸、太辣、太油、太甜，得走清淡营养路线。

当然了，不可能每顿饭都有那么多种食物，轮着来或者派代表吧，做到营养均衡，具体什么菜，主要看豚豚想吃啥。

要让他习惯在固定的地点用固定的餐具吃饭，从小养成良好的饮食习惯。说起来就这么一句话，其实是省略了500字的斗智斗勇……

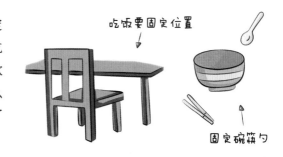

吃饭要固定位置

固定碗筷勺

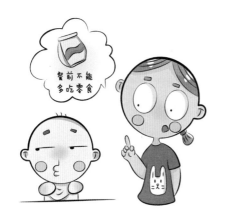

餐前不能
多吃零食

对了，零食一定要少吃，最好限量吃，餐前坚决不能多吃。有几次，豚豚饭前吃了零食，到饭点就不乖乖吃饭。也是，吃了那么多零食还不饿呢，哪塞得下饭？

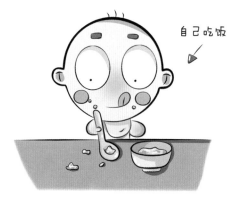

自己吃饭

小南建议，宝宝 12 ~ 15 个月大时，可以学着自己吃饭了。为啥？这个年龄的宝宝最喜欢各种尝试，如果能顺着小家伙的好奇心，引导他自己吃饭，过程就会顺利很多。不然到 2 岁了，你怪宝宝不会自己吃饭，宝宝还会怪你一直喂他呢。

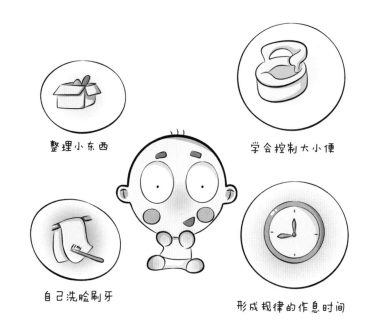

整理小东西

学会控制大小便

自己洗脸刷牙

形成规律的作息时间

　　除了吃饭，别的生活能力，比如自己整理点小东西、学会控制大小便、自己洗脸刷牙等也要培养起来了。哦，妈妈还要帮助宝宝养成作息规律的好习惯。想想还有啥，这些都是以后宝宝上幼儿园要有的技能，可以准备起来了。

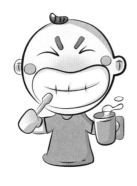

虽然是要让宝宝学着自己刷牙啦，但这个时期宝宝自己还刷不干净，仍然需要爸爸妈妈的帮助。先让宝宝自己刷一遍，爸爸妈妈再帮宝宝刷一遍，这样才行。否则，小宝宝也是会长龋齿的呢！

这个阶段的宝，慢慢开始社交活动了，开始愿意跟小朋友一起玩了。爸爸妈妈们开始关心早教的问题，纠结再纠结。其实，早教的那些内容本来就是爸爸妈妈应该在家里做到的。跟宝宝一起做游戏、给宝宝讲故事、锻炼宝的大运动和精细运动能力，这些都是促进宝发育所必需的。

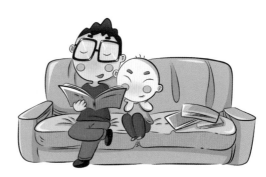

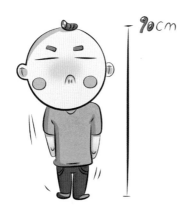

爸爸妈妈还会发现，现在的宝长得没有第一年快了，今年的衣服明年好像还可以穿下。确实是这样，只要宝宝身高和体重的增速在平均水平上下，就不必担心，这是正常的。男孩和女孩的差距也比较大，所以跟同性别的宝宝比就好，别拿男宝的身高要求女宝，这不科学！

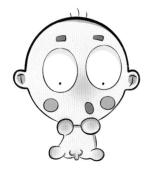

差点忘了，体检请继续，尤其是男宝，2 岁以后需要关注一下外生殖器，爸爸妈妈看看他有没有包茎、小阴茎这些情况。怎么看？拿捏不准的话，就去医院吧，这些情况可耽误不起。

还有，家里一定要做好各种防范措施，这个年纪的小家伙有破坏能力又没危险概念，一定要看牢他们，免得烫伤、跌伤、触电、溺水啥的。总之，还是有操不完的心。

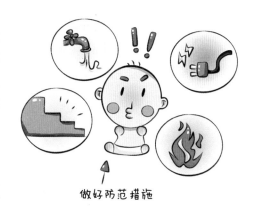

做好防范措施

疫苗接种的事别忘记，1.5 ~ 2 岁之间还有一针百白破疫苗要打呢。这个时期疫苗接种没婴儿期频繁了，还真是容易忘呢！小南赶紧提醒一句，贴心吧！

这个阶段的宝，活动范围变大，当然也就会接触到更多的细菌和病毒。多带宝到户外活动，合理饮食，保证睡眠，能提高宝的免疫力。一年几次感冒也是宝免疫系统成长的必经之路，只要好好护理，宝的免疫力会越来越强的。

第2章

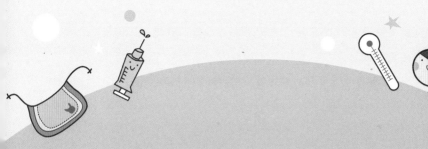

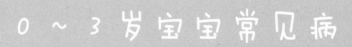

0～3岁宝宝常见病

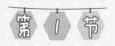

新生儿黄疸

刚出生没几天的宝宝一下子变成了"小黄人"，爸爸妈妈有点傻眼。别着急，要是宝宝吃得好、睡得好，胆红素值也没超过上限，那就不必担心，若是胆红素值超过了上限，或者反反复复超过两周还没好，爸爸妈妈就要注意啦。

小南今天一上班就遇到一个可怜的小朋友，才6个月，中度听觉神经受损。这么豆大点儿的人哎，听力就有问题，怎么回事？一问同事，原来是个"小黄人"宝宝。

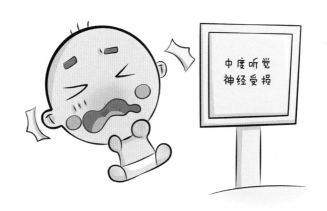

中度听觉
神经受损

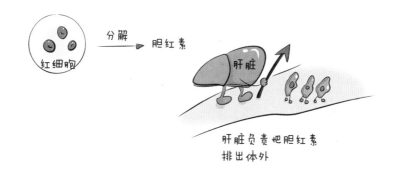

红细胞 —分解→ 胆红素

肝脏负责把胆红素
排出体外

小黄人？人体中的红细胞老化后，经过代谢会产生一些废物，其中一种叫"胆红素"的废物，一般都由肝脏负责押解出体外。如果过程顺利呢，我们是感觉不到啥的，所谓"没消息就是好消息"就是这么回事吧。

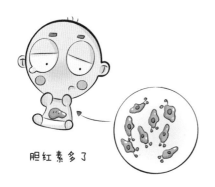

胆红素多了

可一旦胆红素太多了，或者肝脏生病了，胆红素就会在体内累积，我们就会发现好像哪里不对劲。发现的时候，皮肤、巩膜都已经泛黄了，这就是传说中的黄疸。

新生儿黄疸太普遍了，60% ~ 70%的足月儿和80%的早产儿都会出现生理性黄疸。所以，就有爸爸妈妈不重视宝的黄疸了，"反正大部分宝宝都有，又是生理性的"。可是，大家别忘了，还有一种病理性黄疸哦！

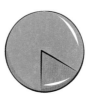

新生宝宝出现黄疸
的概率

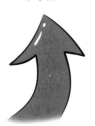

出生4~5天
是高峰期

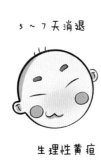

5 ~ 7 天消退

生理性黄疸

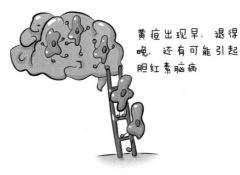

黄疸出现早，退得晚，还有可能引起胆红素脑病

病理性黄疸

生理性黄疸的宝宝，一般 5 ~ 7 天就会恢复正常，这种就不用担心啦。如果是病理性黄疸就要注意了，你需要排查黄疸背后是不是隐藏着其他疾病，还要密切监测血清胆红素值。一旦游离胆红素通过血脑屏障，引起胆红素脑病，宝的神经系统就会受到损害，甚至危及生命。

那个听力有问题的宝宝，黄疸很长时间了，家里人也发现了，只是一直没当回事。最后当回事的时候，宝宝对大人的低声轻语已经没啥反应了。

要知道，除了生理性黄疸，妈妈与宝的血型不合也会引起黄疸，病毒或细菌感染也会引起黄疸，胆道畸形也会引起黄疸，甚至喝母乳都会引起黄疸。一旦宝的黄疸超过两周都没有退，或退而复现，或血清胆红素值超出生理性黄疸的上限，你就不能不当回事了，这是宝宝病了。

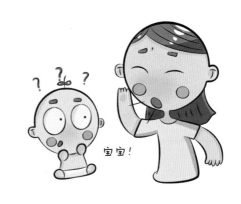

宝宝！

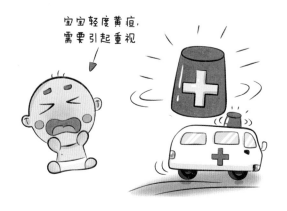

宝宝轻度黄疸，
需要引起重视

还有些宝宝，出生头几天黄疸就比较严重，但还是被爸爸妈妈强行带回家。他们的理由是，"哪个宝宝不得黄疸啊，没事，自己照顾照顾，多晒晒太阳就好了。"

本来住院治疗几天就缓解了，回家后拖了几天，病情加重了才来，这时问题就严重啦，治疗起来也更困难。

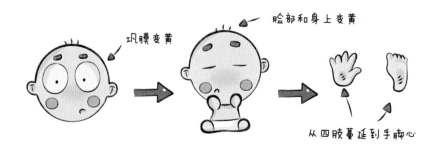

巩膜变黄

脸部和身上变黄

从四肢蔓延到手脚心

很多宝宝出现黄疸时已经回家了，那爸爸妈妈怎么看黄疸严不严重呢？好办，看眼睛。

黄疸一般都是从眼睛开始的，巩膜先变黄，然后是脸上，再到躯干、四肢，最后蔓延到手心脚心。消退呢？倒着来，先从手心脚心开始，最后才轮到巩膜。

爸爸妈妈们对照着上面讲到的生理性黄疸的规律，若是不符，赶紧去医院检查，血清胆红素值超过 221 μ mol/L 就要治疗啦。

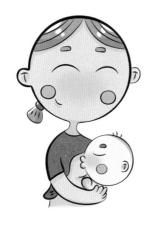

治疗的话，可以采用光照疗法，安全又有效。医生还会给开一些退黄药物，方便在家治疗。在家里呢，妈妈多给宝喂奶，吃得多就排得多，胆红素也会随着尿尿便便排出去。再就是多晒太阳。还是那句话，隔着玻璃晒是不行哒！

一般的黄疸，这些方法也就够了。若是特别严重的溶血性黄疸，就需要换血治疗了。这种情况还是非常少见的。

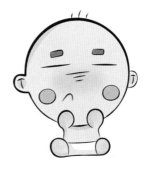

有一种黄疸比较特别，要另当别论。说的就是"母乳性黄疸"。啥？吃母乳也会引起黄疸，那可如何是好？别担心，这种黄疸虽然胆红素值较高，但不会给宝造成太大影响。近几年，这种黄疸越来越多，也是母乳喂养率提高的表现，不管怎么说，给宝吃母乳总是好的。

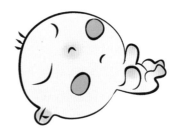

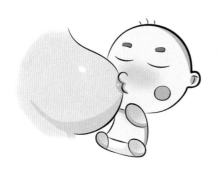

宝如果吃得好，睡得好，长得也快，仅仅血清胆红素高，就可以考虑是不是母乳性黄疸。想确定，很简单，给宝停 3 天母乳，血清胆红素值明显下降，那就是了。即使确诊是母乳性黄疸，你也不需要给宝停母乳，继续喂奶就行，3 个月后就好了。若是黄疸严重，可给宝吃点退黄的药。

总之，如果宝黄疸了，先要分清是哪种黄疸，需不需要治疗。遇到拿不准的情况，还是去医院走一趟。

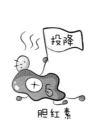

胆红素

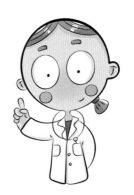

画小南
特别提示

血清胆红素值重度升高时，或者宝宝有早产、缺氧、严重感染、低血糖等情况，未结合胆红素能够通过血脑屏障，导致胆红素脑病。这是新生儿黄疸很严重的一个并发症，且容易留下后遗症。所以，无论多常见的疾病，爸爸妈妈都不要掉以轻心，密切关注宝宝的食欲、精神状态及胆红素值，病情加重要及时去医院。

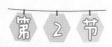

捂热综合征

"若要小儿安，三分饥与寒"，这里所说的"寒"，当然不是刻意让宝宝冻着，而是提醒爸爸妈妈们不要给宝宝裹得太厚太严。尤其是冬天，一个不小心就容易捂出个"婴儿捂热综合征"来。

捂热综合征，又称"婴儿蒙被缺氧综合征"或"婴儿闷热综合征"，也就是给宝宝裹得太厚太严引起的缺氧、高热、大汗、脱水、抽搐，乃至呼吸、循环衰竭的一种冬季常见急症。

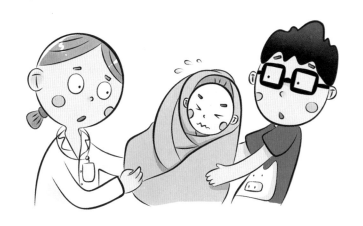

重要的事情说三遍：捂热综合征多发生在寒冷季节，寒冷季节，寒冷季节！

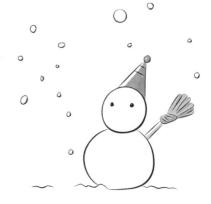

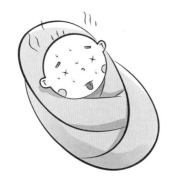

小南在寒冷季节上班时，经常看到家长抱了个小肉粽进来看门诊或急诊，小肉粽，自然就是包裹过紧、被盖过严过厚的宝，小家伙捂热过久，影响了机体散热，体温便会急剧上升，到医院的时候早就处在高热状态了。

高热状态会怎样？

嗯，宝是不是满头大汗了？高热时，皮肤血管扩张，出汗增多，机体代谢亢进、耗氧量增加，何况宝困在被窝里，缺乏新鲜空气，很容易缺氧。一般看到小肉粽，小南第一反应就是解开解开，要是再这么捂热下去，很容易引起宝（尤其是新生儿）的代谢紊乱和多器官功能衰竭。

这可不是吓唬各位家长，看看捂热综合征的表现吧：在捂热较长时间后，患儿体温迅速升高，可达41~43℃，全身大汗淋漓湿透衣被，头部散发大量热气，面色苍白，哭声低弱，拒绝吃奶。

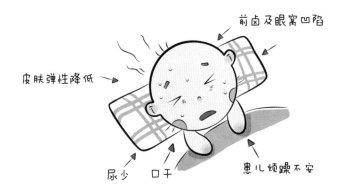

前卤及眼窝凹陷

皮肤弹性降低

尿少　口干

患儿烦躁不安

高热会大汗，大汗就会使水分大量丢失，最终宝会出现脱水状态。

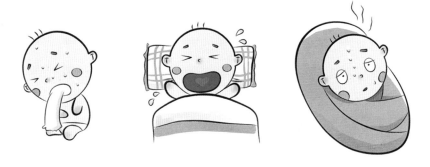

要是中枢神经系统也被拖下水，宝就会频繁呕吐、尖叫、反应迟钝、眼睛凝视、反复抽搐或昏迷。

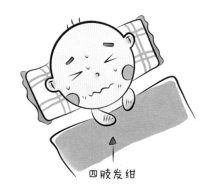

四肢发绀

要是呼吸系统被拖下水，宝就会出现呼吸困难、呼吸节律不规则或呼吸暂停，并可见口周和四肢发绀。

要是有效回心血量减少，引起心肌缺血，导致心肌受损，宝就会出现心律失常和心功能不全。

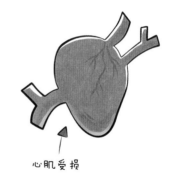

心肌受损

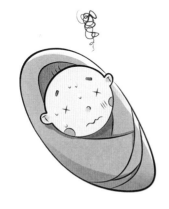

总之，捂热过度会引起多器官、多系统功能衰竭，使宝出现脑水肿、心律失常、血压降低、呼吸衰竭、肾衰竭，还可能形成弥散性血管内凝血。

一旦处理不及时，最严重的后果是，宝会在短时间内突然死亡。

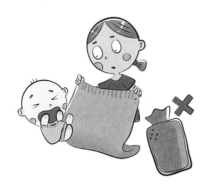 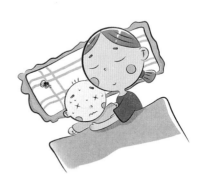

给宝多穿多盖，是爸爸妈妈对宝的爱，可真正的爱，需要专业知识做后盾。小南见到过太多唯恐宝在寒冷天受凉，就给他穿得厚实、包裹严实、盖得密实，以及晚上给宝蒙被睡或搂着宝睡的家长，每一次都要不厌其烦地提醒这些家长，赶快停止这些错误做法！

捂热综合征，还会在宝发烧时蹦出来，因为一发烧，爸爸妈妈就会给宝多穿一件再多穿一件，说这样能捂出汗退烧。小南想说的是，发烧捂汗，往往越捂越热，最终捂热综合征，还能诱发热性惊厥。

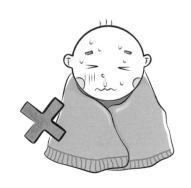

体温上升期，宝是会出现畏寒、寒战，可当体温不再上升后，身体就会开始散热，这个时候再捂着就不合适了。

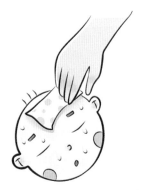

很多妈妈认为：呀，宝发烧了，再脏也不能洗澡，洗澡容易着凉。小南想说的是，其实宝发烧了，洗个热水澡更容易散热呢，还是担心或者不方便的话，给宝用温水擦浴，也是一个有效的物理降温法。

对了，小南想问一下，多少妈妈喜欢搂着宝一起睡觉，觉得既能让宝和妈妈亲昵，还方便照顾宝？今天开始，停止这个不好的习惯吧。因为宝一哭，妈妈就会下意识给他喂奶，有时候宝含着乳头就睡着了，乳房很容易堵着宝的口鼻，影响宝呼吸，更严重的甚至窒息。

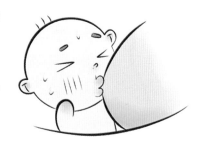

妈妈和宝一起睡，还有一个隐蔽性的问题：夜间呼吸共同吸氧，宝那点儿肺活量，哪能和妈妈比？于是，大量的氧气不知不觉中被妈妈吸走了，然后，妈妈呼出的二氧化碳等废弃物，却被宝吸走了……让宝整夜处在这种供氧不足、二氧化碳偏多的环境中，小南只能说，小家伙脑组织的新陈代谢会受到影响，对发育极为不利，冲着这点，也要分开睡。

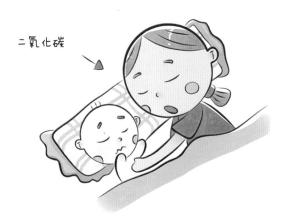

二氧化碳

　　当然啦，每个孩子的情况都不一样，有的宝生来缺乏安全感，只有睡在妈妈身边才能睡好。那也尽量不要和宝挨得太近，给宝留个充足的呼吸空间，保证宝的安全。

　　这下，爸爸妈妈都知道捂热综合征的厉害了吧？天冷后，在包裹宝时一定要适度，一定要空气流通，别好好一个宝，硬生生捂出病来。一旦宝有捂热综合征的苗头，赶紧滴，火速去医院。

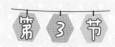

小儿感冒

宝成长的过程，其实就是一路"奥特曼打小怪兽"的过程。所以，一般都是各种"小怪兽"先冒出来，然后"奥特曼"们出动，这么打着打着，宝就长大啦。比如，最常见的感冒，学名叫上呼吸道感染的，一年来个三四次，再正常不过。

同样是感冒这种"怪兽"，普通感冒和流行性感冒的实力却大不同。普通感冒的症状有打喷嚏、鼻塞、流鼻涕、喉咙痛等。

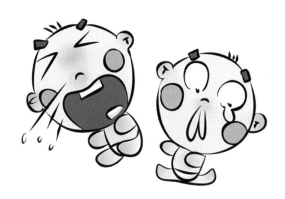

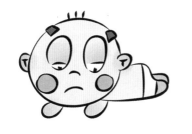
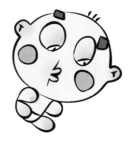

还可能有咳嗽、头痛、肌肉酸痛、低热、疲乏。

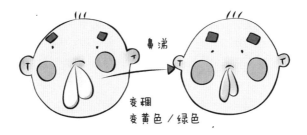

鼻涕

变稠
变黄色／绿色

以上为正常现象，不代表要用抗生素，普通感冒通常不会导致高热。

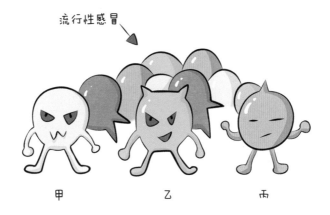

流行性感冒

甲　　　乙　　　丙

　流感，就是流行性感冒啦，是一种由极易发生变异的流感病毒引发的急性呼吸道传染病。

流行性的东西你们懂的，那一撂倒就是一大片啊，传染性极强，还家族庞大——有甲、乙、丙三型，每型之下还分亚型。成员众多也就算了，还每年发生变异，那速度嗖嗖的，一点不给人体免疫系统喘息的机会，很多宝宝就是去年流感了今年继续。

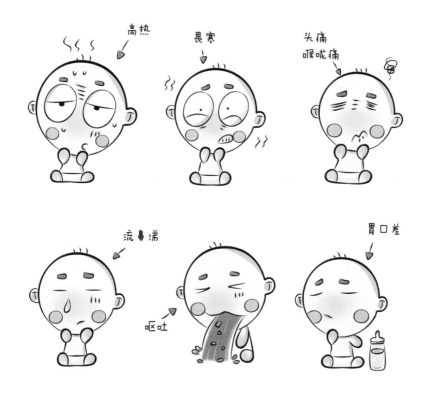

幸亏"流行"二字，就决定了来去匆匆，过个场一般一周左右，就是折腾。

突然高热、畏寒、头痛、喉咙痛、流鼻涕、呕吐、胃口差，还有随时可能出现的肺炎、中耳炎、心肌炎，哪个是省心的？

所以，还是那句老话：预防，预防，预防！

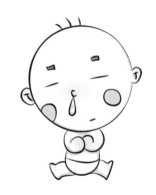

🐾 如何预防宝宝感冒?

冬天这么冷,小南好几次都冻得没了脾气,宝就更难抵御了。冷空气嗖嗖嗖来,宝阿嚏阿嚏就感冒了。所以,冬季预防感冒就是件头等重要的事儿。

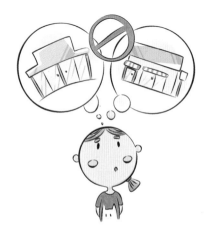

先来说点简单的预防措施,比如不带宝去一些空气流通性差、人员嘈杂的公共场合。为啥?热闹的地方,细菌和病毒也喜欢去呀。所以,咱惹不起,还躲不起么?避免让宝和细菌、病毒碰面,不就行啦。

不过,细菌和病毒不是那么容易隔离的,宝不招惹它们,它们还要来找宝呢。何况秋冬季本就是感冒多发季,各种病毒、细菌虎视眈眈,宝的机体一旦不能及时适应季节变化,病原体就乘虚而入了。

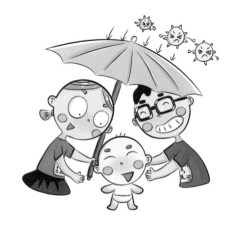

怎么办？妈妈必须找帮手一起保护宝，这个帮手就是流感疫苗。尽管这个帮手挡不住所有的病原体，能挡一部分也是好的呀！

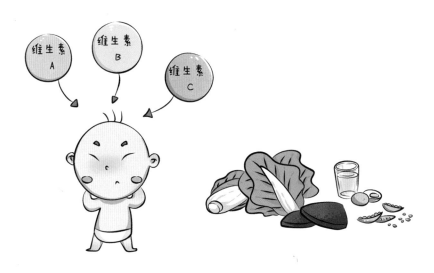

如果实在挡不了敌人，提高宝自身的战斗力也是一个办法啊。给宝合理膳食、均衡营养，提高宝的身体素质。营养，是一切的基础，宝每天需要的营养素很多，缺了啥都会影响宝的抵抗力。糖类、脂肪、蛋白质、矿物质、维生素、水，一样都不能少。

其实，最事半功倍的事儿，就是坚持母乳喂养。万一无法实现呢？那就选择优良配方的婴幼儿奶粉。还要按时给宝添加泥糊状食品和固体食物，锻炼宝的咀嚼能力。嗯，还要让宝养成良好的饮食习惯，按时吃饭，不挑食，少吃零食。

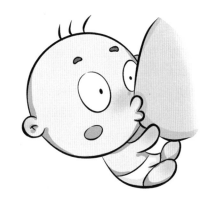

🦠 宝宝感冒了怎么办?

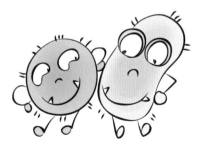

90% 以上的感冒是由病毒引起的

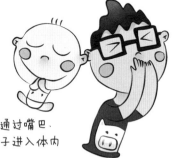

病毒可以通过嘴巴、
眼睛和鼻子进入体内

所以,要避免用手接
触嘴巴、眼睛和鼻子

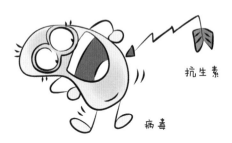

抗生素

病毒

一般的抗生素只适用于细菌
感染,对病毒无效

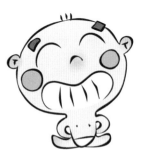

感冒症状通常在
5～7天后逐渐消失

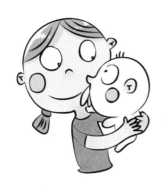

宝宝一旦感冒，爸爸妈妈能做的就是让宝宝舒服一些。

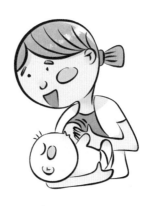

让宝多休息，多摄入液体，母乳喂养的宝宝应适当多喂一点母乳。

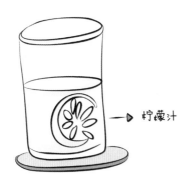

柠檬汁

对大宝宝来说，如果宝宝不愿意喝水，可在水里加些柠檬汁。

如果宝宝鼻塞严重，影响睡眠和吃奶，可以用生理性海水喷鼻来缓解症状。

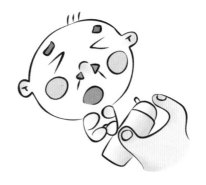

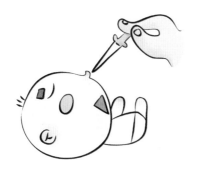

也可以用棉棒将宝宝鼻腔内的分泌物卷出，如果是干性分泌物，可以用滴管滴两滴生理盐水到宝宝鼻腔里，待分泌物变软，再用棉棒卷出。

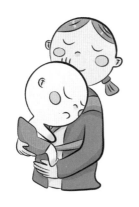

如果宝宝因鼻塞无法入睡，可以将宝宝竖抱，这样能减轻鼻塞，有助于宝宝入睡。

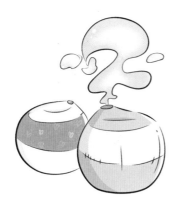

房间内使用冷雾加湿器也能使宝宝的鼻腔舒服些。

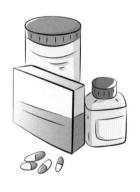

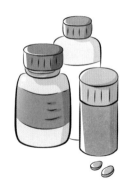

不要随便给 2 岁以下宝宝吃非处方感冒药，可能会有严重的副作用。

但是，单一成分的解热药是安全的。如果宝烧到 39℃以上，就要给宝服用退烧药。

什么情况下需要去医院?

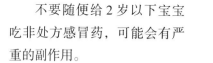

小于 3 个月的宝宝，出现第一个症状时就要去看儿科医生，因为婴儿的症状很容易被误判，可能会是更严重的疾病，如支气管炎、喉炎、肺炎等。

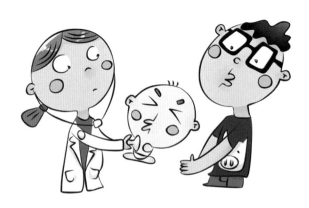

3个月以上的宝，普通感冒不需要马上看医生，但是如果有以下症状，需要立即看医生。

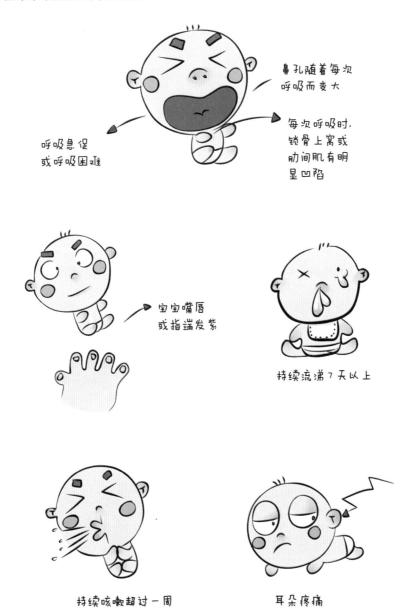

鼻孔随着每次
呼吸而变大

呼吸急促
或呼吸困难

每次呼吸时，
锁骨上窝或
肋间肌有明
显凹陷

宝宝嘴唇
或指端发紫

持续流涕7天以上

持续咳嗽超过一周

耳朵疼痛

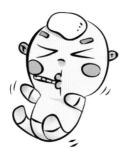

体温超过 39 ℃

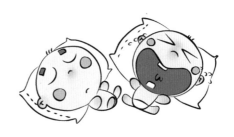

嗜睡或烦躁

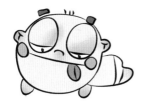

呕吐或腹痛

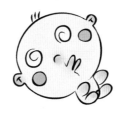

剧烈头痛

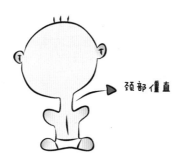

颈部僵直

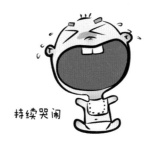

持续哭闹

画小阖
特别提示

　　在爸爸妈妈看来，感冒是小毛病，谁还不感冒呢？是，感冒很常见，但3个月以下的宝宝不一样，他们身揣从妈妈体内带来的抗体，一般不容易感冒。所以，若是小宝宝们有感冒症状，爸爸妈妈还是要重视起来！

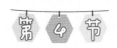

小儿腹泻

身为一个宝宝，所有器官都很娇弱，一有个风吹草动就罢工。比如，胃肠道出问题了，腹泻就太自然了。一旦拉起来，苦了宝，也苦了爸爸妈妈。小南今天就把腹泻讲讲明白，给爸爸妈妈们参考。

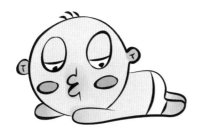

婴幼儿期，腹泻的原因不外乎这些：感染、喂养不当、食物过敏、抗生素治疗、腹部受凉。

一旦沾上腹泻的边，轻则无精打采、吐奶、拉稀、便便呈黄绿色，重则每日拉 10 余次，便便呈水样或蛋花汤样，少数有血便，精神萎靡，发热，甚至昏迷、休克。

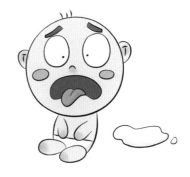

🩺 宝宝为什么会腹泻?

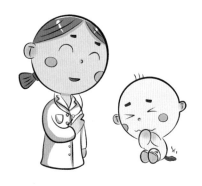

如果宝宝没别的症状,就便便呈水样、肛门周围出现红圈,便便中也没有黏液和血丝,那就是对最近添加的食物不耐受。恢复以前的饮食,同时减少或去除可疑食物,1周内即可恢复。

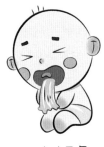

上吐下泻

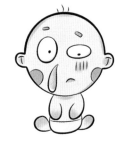

鼻炎

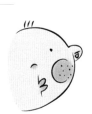

湿疹

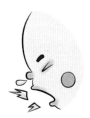

哮喘

有些宝宝的过敏,是立竿见影,一吃下去就上吐下泻肚子痛,也有一些宝宝反射弧比较长,好几个小时后才发作。还有些宝宝的过敏表现在多个部位,腹泻的同时还伴有湿疹、鼻炎或哮喘,这就更难受了。说到底,还是宝的消化功能没发育完全,有些食物直接无视消化处理就钻进宝宝身体里了,这不走寻常路的,能不出问题吗?

一般来说，鸡蛋、牛奶、大豆、花生这些，都是常年雄踞过敏榜。要是宝宝别的都好好的，就是经常拉肚子，最好去医院检查一下，如果发现对哪种食物过敏，最简单有效的就是：不！吃！它！

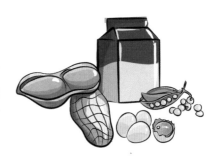

不过要注意哦，食物过敏和食物中毒不是一回事。过敏跟食物本身质量无关，跟宝宝个体有关，食物中毒是食物本身有问题，不知道哪个环节上被细菌感染了，甭管宝宝啥体质，吃下去都会有不同程度的上吐下泻肚子痛。

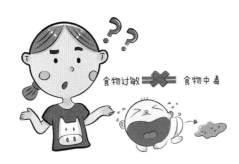

食物中毒的具体发作情况、发作时间，就要看是招惹上哪种细菌了。不过万变不离其宗，食物中毒一般一倒就是好几个，也不会反复出现，还是容易和过敏区分开的。

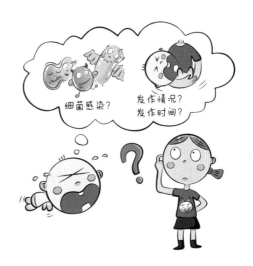

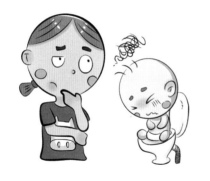

还有一种特别常见的腹泻，是叫轮状病毒的家伙引起的，越是天冷、天气干燥的时候，它越爱出来作乱。更可恨的是，它专爱欺负两岁以下的小宝宝，害得宝上吐下泻不说，还常常发烧。便便多是黄色水样或蛋花汤样，次数又多，很容易引起宝宝脱水。

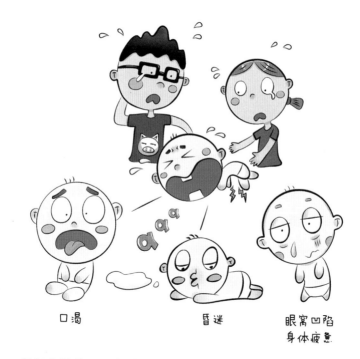

口渴　　　　昏迷　　　　眼窝凹陷 身体疲惫

长期大量给宝用广谱抗生素、受凉、喂养不定时这些也都会引起腹泻，不管是哪种腹泻，小南最重视的就是补水。

宝宝很容易拉着拉着就脱水，尤其是轮状病毒腹泻，就像一个抽水机源源不断抽走宝宝体内的水分，轻则让宝宝口渴、眼窝凹陷、身体疲惫，重则昏迷甚至危及生命。

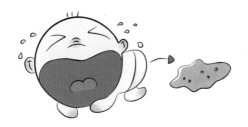

要是宝宝拉肚子严重，小屁屁拉得又红又痒，眼泪、尿尿都比平常要少，就要补液治疗。

🌀 宝宝腹泻怎么办？

宝宝轻中度脱水或呕吐不重的话，补液按每千克体重每天 60 ~ 100ml 来算，分数次喝。

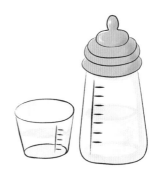

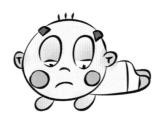

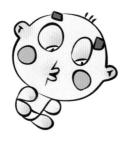

若是宝宝眼窝、囟门凹陷，泪少、尿少，皮肤黏膜干燥，弹性下降，四肢冰凉，精神萎靡，这就属于中重度脱水了，要赶紧去医院输液治疗。

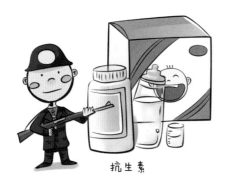

抗生素

食物中毒的话，除了补水，医生还会根据细菌感染的情况，适当用点儿抗生素，情况严重的时候，也会让宝宝住院。

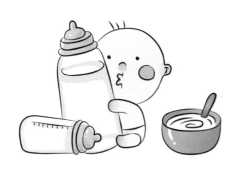

一般来说，6个月内的宝宝，母乳喂养的继续吃母乳，配方奶喂养的要减点奶量，若是奶粉引起的腹泻要更换奶粉；6个月以上的宝宝，喝点米粥或其他易消化的流质食物。

豆制代乳品或去乳糖配方乳

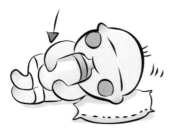

部分宝宝还需要无乳糖喂养。

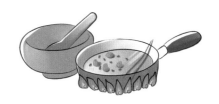

喂新鲜制作的食物，保证卫生、营养、好消化。

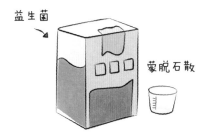

益生菌

蒙脱石散

止泻的话，口服蒙脱石散，一天 3 次，适当服用益生菌，依病情对症处理。

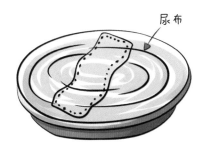

尿布

自然了，宝宝拉肚子了，洗尿布是个大工程。但是，别光顾着洗尿布，宝宝的小屁屁也要好好洗。

🩺 什么情况下需要去医院?

腹泻，也是个隔三差五来报到的主儿。一般情况下，它还懒得对宝的健康造成严重影响。

可不一般的情况呢? 这是我们要提防的重点。所以，当宝出现下面这些情况时，很可能不单纯是腹泻，或许隐藏着更严重的问题。小南建议，马上去医院。

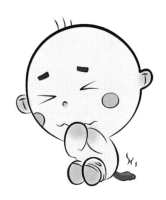

☀ 血便

便便中明显混有血迹，或呈果酱样，很可能是并发肠套叠等凶险疾病。

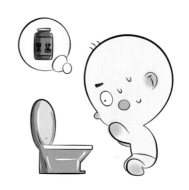

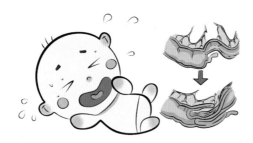

这可是个需要和时间赛跑的角儿，早期诊断的话，只需空气灌肠复位，免去手术之苦。痛苦少，治疗效果好，费用也低。不然，套叠部分的肠壁会因延误时间而坏死、穿孔，就只能手术治疗了。

肠套叠最喜欢欺负 2 岁以内的宝，尤其是 4 ~ 10 个月的，特青睐胖胖的那一款，除了血便，宝会在腹泻时突然腹痛、呕吐、面色苍白、精神变差，腹部能摸到包块，一定、一定要及时就医。

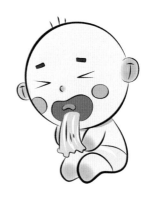

持续呕吐超过 12 小时，宝很容易出现脱水和电解质紊乱哒。

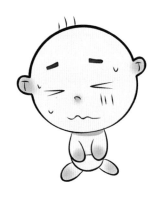

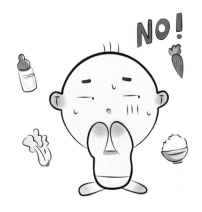

注意到了没，小南这一次用上了"持续"二字，意思就是宝无法在两次呕吐之间进食任何东西，如果只是几个小时，那很正常。一般休息一阵子，呕吐状况就会好转，宝就能慢慢吃东西了，自然不必担心，超过上述时间，就得去医院走一趟。

呕吐物有点怪怪的？如果宝吐出来的东西有点像便便，闻起来臭臭的，也像便便，事情有点麻烦，说不定是肠梗阻。赶紧去医院，一分钟也别耽搁，否则肠子会坏死哒！

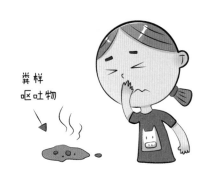

粪样
呕吐物

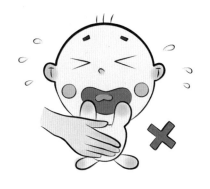

宝的小肚子，明显发胀发硬，还不让人摸，嗯，小南估摸着，很可能是阑尾炎继发了腹膜炎，还是去找医生吧。

完全不能进食

空有一颗吃货的心，可宝啥都吃不下，时间一长，严重脱水、低血糖、电解质紊乱……也就跟着来了。趁还没那么严重，赶紧滴，去医院。

要是宝多少还能吃点下去，小便也没减少，妈妈可以稍稍放心，然后让宝多喝水，喝奶，喝口服补液盐。

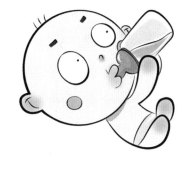

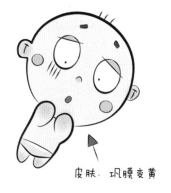

皮肤、巩膜变黄

黄疸

宝不光吐，还有黄疸，嗯，很可能是胆道或肝脏疾病，必须看医生。

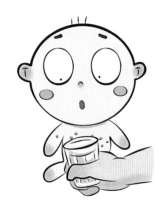

除了腹泻，还有出血性皮疹，这背后的疾病也都是不好对付的。爸爸妈妈说："皮疹好认啊，但出血性还是充血性怎么辨别呢？"

透明玻璃杯表示"这简单"，把它压在宝发红的皮疹上，颜色逐渐消失就是充血性，没变化的就是出血性。

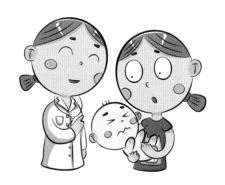

除了上面那些，要是宝持续发热超过 2 天，嗯，也还是及时去医院吧。

对了，还有一种情况，如果家里有猫猫狗狗，平时宝宝也爱和猫猫狗狗玩，若是宝一不小心碰到了它们的粪便，被感染了，也会拉肚子、肚子痛、发热，或者便便中带血。情况严重的话，也是去医院走一趟，补液、抗感染治疗。要是家里一定要养宠物，爸爸妈妈要提醒小宝宝，千万不要去碰猫猫狗狗的粪便。

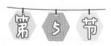

幼儿急疹

很多爸爸妈妈都有这样的经历，宝宝出生后第一次发烧，烧到40℃，爸爸妈妈心急如焚，赶紧带宝去医院。可是宝吃了医生开的药之后还是反反复复发烧，一连烧了三四天。到了第5天，烧退了，疹子一下冒出来。爸爸妈妈这才放下心来，"原来是幼儿急疹啊！"

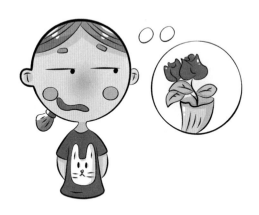

幼儿急疹这家伙居然还有个浪漫的名字，叫"玫瑰疹"。自打豚豚小时候得过一次幼儿急疹，小南就无法正视"玫瑰"了，玫瑰是美，可"玫瑰疹"长在我宝的身上，一点都不美。然后就便宜了昕爸，很久很久没有送过玫瑰了，亏大了！

豚豚那会儿是突然发烧，一夜间体温就飙上 40℃ 了，一烧就是 3 天，体温反反复复，昕爸抱着这个滚烫的小肉团，心疼得都快哭了。然后突然就降温了，一降温吧，豚豚身上就爬满了淡红色的疹子……红色疹子就是玫瑰了？这想象力啊，反正小南是无法直视玫瑰了，这种"玫瑰"太折腾了。

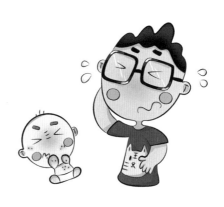

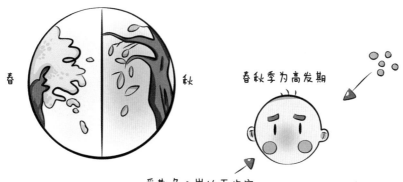

春

秋

春秋季为高发期

爱欺负 2 岁以下的宝，尤其是 6 ~ 12 个月的宝

这种情况就是幼儿急疹，也叫玫瑰疹（哪像玫瑰啦？）。大部分是由人类疱疹病毒 6 型引起的出疹性疾病，也有少数宝宝是感染人类疱疹病毒 7 型发病的，春季和秋季是高发期。

这个病常见的很，跟妈妈们聊聊天你就会发现，很多宝宝都中过招。这个家伙最爱欺负 2 岁以下的宝，尤其是 6 ~ 12 个月的宝。

小家伙们招它惹它啦？哎，宝宝们 6 个月后，从妈妈体内获得的抗体就消耗差不多了，自己的免疫系统又没发育完善，对病毒来说，这是多好的机会啊！对于很多宝宝来说，第一个找上门来的可能就是幼儿急疹。要是宝宝在这个年龄段有不明原因的高热，就要考虑一下是不是这货了。

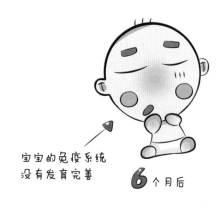

宝宝的免疫系统没有发育完善

6 个月后

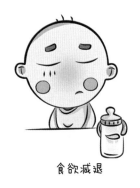

食欲减退

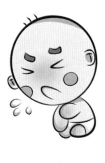

咳嗽

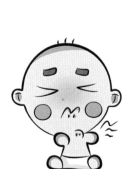

轻度咽部充血

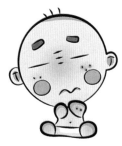

发热 3～5 天后，体温开始下降，热退后宝宝面部、颈部、躯干、四肢相继出现红色斑疹

这个病的流程呢，就是先来个突然高热，最高可达40℃，然后烧上个三五天，这期间什么食欲减退、咳嗽、恶心等也可能出来冒个泡。再然后呢，突然就退热了，最后疹子上场，待个一两天，像一阵风吹过，啥痕迹也不会留下。这个"玫瑰疹"虽然折腾，但套路简单，无非就是四个字——热退疹出。不过，对于这个家伙，小南也是"事后诸葛亮"，刚开始发烧那会儿，谁敢说就是"玫瑰疹"呢？

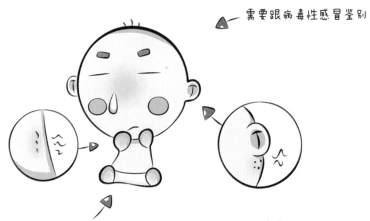

需要跟病毒性感冒鉴别

初期分辨起来有点困难，但若是感冒，打喷嚏、流鼻涕这些经典症状很快就会冒出来

一开始看着跟感冒有点像，甚至血常规表现也差不多，但过两天就能区别出来。

宝宝如果是病毒性感冒，会打喷嚏、流鼻涕，有的宝还会出现颈部、耳后淋巴结肿大、压痛，"玫瑰疹"对这些症状没兴趣，就是烧、烧、烧，然后就冒疹子了，你就知道答案了。所以，当初豚豚退烧后，虽然一身疹子，但没有很痛苦，小南就耐心等疹子退光光。

还有一些疾病也会出疹子，怎么区分？如果是风疹，它更偏好学龄前的宝宝，多为低热，且在发热1~2天后就出疹，宝宝的耳后、枕部及后颈部淋巴结肿大比较明显。

麻疹的话，高热倒是会有，但还会有咳嗽、流鼻涕、鼻塞、结膜充血、流泪等症状。宝宝患麻疹的话，一般先发热，然后边热边疹，疹子颜色也更鲜艳，手心脚心也会有皮疹，且疹子退后皮肤上会有糠麸状脱屑和浅褐色色素沉着。

麻疹症状

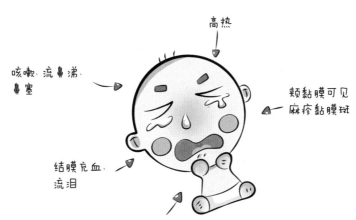

高热

咳嗽·流鼻涕·
鼻塞

颊黏膜可见
麻疹黏膜斑

结膜充血·
流泪

发热后的3～4天出疹，疹子消退过程中体温下降，
疹子退掉后会有色素沉着和脱屑

猩红热也偏好年纪更大一点的宝宝，但它是细菌引起的出疹性疾病，前面说的几个都是病毒引起的。患猩红热的宝宝也会高热，但疹子来得更快，一般不超过24小时。出疹子的同时还有个特征，就是"杨梅舌"。舌面呈深红色，舌刺红肿突出于舌面上，就像杨梅一样。呃，医学家们的想象力真是丰富啊！

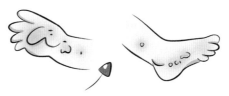

症状较轻的宝，疹退后有脱屑，症
状重的会出现大片脱皮，手脚脱皮
最明显

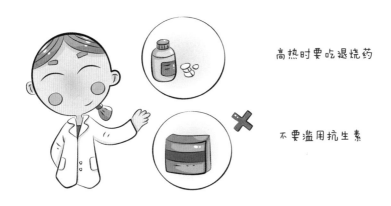

高热时要吃退烧药

不要滥用抗生素

　　比来比去，确定是玫瑰疹了，怎么办呢？这种自限性疾病就淡定对待吧，反正一般也不会有严重的并发症，也没特效药，就是对症处理。宝宝高热时呢，就给宝吃点退烧药，以免出现热性惊厥。前面说过了，这个病是病毒引起的，所以不要用抗生素。

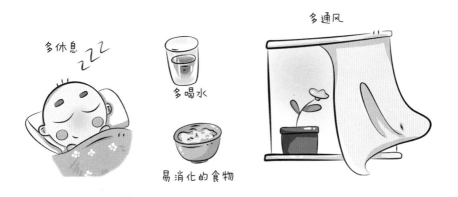

多休息

多喝水

易消化的食物

多通风

　　对了，这个时候让宝宝少去户外活动，要注意隔离。让宝多休息，多喝水，吃清淡、易消化的食物（哺乳期的宝可以多喝母乳）。家里要多通风、保证空气流通，但不要让宝宝直接吹风。

一般来说，宝宝只要中招过一次就会终身免疫，但万一又感染了呢？那也没啥好办法，谁知道这货啥时候就突然来了，鉴于容易中招的宝宝年龄偏小，还是少带宝去一些人群密集的公共场所吧。

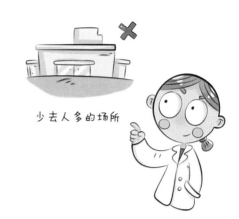

少去人多的场所

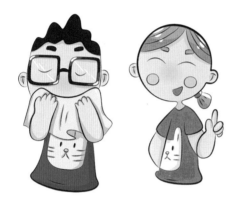

自从有了豚豚之后，小南和昕爸下班回家，都先去洗手、洗脸、漱口、换外套，再去抱他，你们也最好这样，自己稍微"麻烦"点，宝宝获益呀。

画小南
特别提示

这个幼儿急疹呢，一般不严重，若确定是它，爸爸妈妈倒是可以放下心来。关键是，这个病刚开始的时候比较难判断，爸爸妈妈们还是要仔细观察，拿不准的时候还是医院走起。另外，虽然这个病传染性不强，还是应该隔离一段时间，等宝出疹子 5 天后再去找小伙伴玩耍吧！

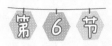
过敏性疾病

过敏性疾病是一类疾病，这个筐子里装了过敏性皮炎、过敏性结膜炎、过敏性哮喘、过敏性鼻炎等各种状况。不管过敏表现在身体哪个部位，肯定是有个叫"过敏原"的家伙在。可是，为什么同样接触了过敏原，他没事我却过敏呢？这里就有一个过敏体质的问题了。总之，这是一类很讨厌的病，小南还是好好说说吧。

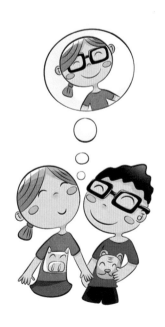

妈妈们在怀孕时，总是会对宝宝的相貌有许多美好的期待，宝宝的眼睛要像妈妈，水灵灵的，人见人爱；宝宝的个头要像爸爸，走在人群中回头率百分之百……

想着想着，妈妈心里打起了小鼓，不管怎样，可千万不要遗传我们的过敏体质啊！

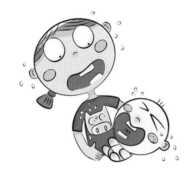

想象如果宝和自己一样过敏，将会遇到怎样的生活：

到了春季，大家都去春游，可是过敏的宝却只能在室内待着。

去吃水果捞，别人都没事儿，但是宝一个不小心就会起荨麻疹，也不知道是对哪种水果过敏。

雾霾天一到，戴着口罩都会诱发哮喘，身体不舒服，心情也变糟糕。

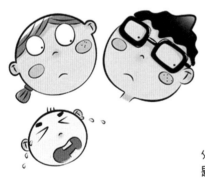

宝是过敏体质的概率

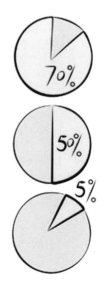

父母双方都是过敏体质 70%

父母一方是过敏体质 50%

父母不是过敏体质但父母的兄弟姐妹中有人是过敏体质 5%

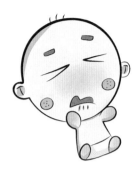

近几年来，过敏性疾病的
发病率逐年上升

过敏性疾病有明显的遗传
倾向性，父母中有过敏体质的
宝比父母都不是过敏体质的宝
过敏概率大得多。

如果爸爸妈妈是过敏体质
的，从宝一生下来就得小心，
给宝选择奶粉啊、衣物啊，都
要谨慎。

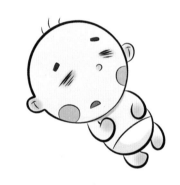

尤其是春天，更要注意，过敏
性皮炎、过敏性结膜炎、过敏性哮
喘……排着队就来了。姹紫嫣红的
春天，过敏体质的宝伤不起啊！

过敏的形式多种多种，过敏体质的宝处处受欺。下面，小南就把
最爱欺负宝的几种过敏性疾病分别说说，看看怎样保护宝。

湿疹

宝最先遇到的过敏性疾病就是
过敏性皮炎了，也就是我们通常所
说的"湿疹"。它最爱欺负 3 个月
以内的小宝宝，我们宝白白嫩嫩的
小脸一不小心就被它毁容了，想想
就生气。

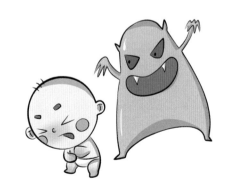

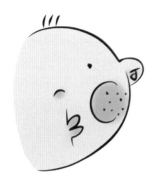

妈妈们问了，这湿疹长什么样啊？这家伙本事大得很，各种各样的都有。你家宝瘦瘦的，脸上起了密集的小丘疹，还有脱屑，是它；他家宝胖胖的，脸上起了米粒大的丘疹，还有水疱，也是它；还有的宝，脸上的疹子上覆盖着黄色的痂，这些统统都是湿疹。

湿疹爱欺负刚出生几个月的宝，还不是看我们宝细皮嫩肉嘛。确实，这时候的宝，皮肤角质层薄，屏障功能还不完善，给了湿疹可乘之机。

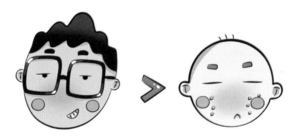

宝宝的皮肤结构还没发育完善，角质层和表皮厚度低于成人，皮肤的屏障功能还不成熟，容易长湿疹

要是只有发育的问题啊，那不愁，宝6个月以后就很少出现湿疹了。但是，过敏体质的宝就不一样了，湿疹会更严重，持续的时间也长，所以，还是要关注一下过敏原啊！

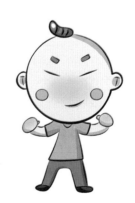

对于母乳喂养的宝来说，妈妈吃了什么他就吃了什么。所以，如果宝宝长了湿疹，妈妈就要想想，自己最近添加了什么新食物，一一排查就能找出过敏原，别再吃它就好。

提醒一下大家，海鲜、乳制品、鸡蛋、坚果等是较容易引起过敏的食物，先想想最近有没有吃这几样。

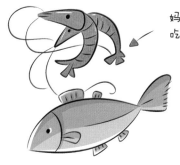

妈妈在哺乳期可以停吃一两个月的海鲜

那阵子小南还在哺乳呢，一时判断不出豚豚对哪种食物过敏，一切可疑的都不吃，海鲜就停了一两个月，只能看着昕爸吃。

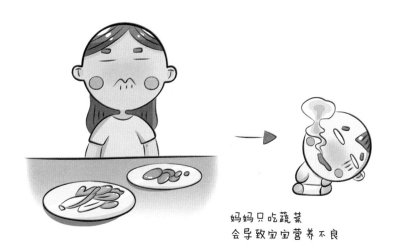

妈妈只吃蔬菜会导致宝宝营养不良

小南还遇到过一个母乳喂养的妈妈，刚出月子宝宝就严重湿疹，从那开始她吃东西都小心翼翼，尽量只吃蔬菜，鱼、虾、蛋很少碰，结果忌口太久反倒把娃吃出营养不良了。还好后来听了医生的，肉、蛋、奶也吃起来，宝宝的营养就慢慢跟上了。

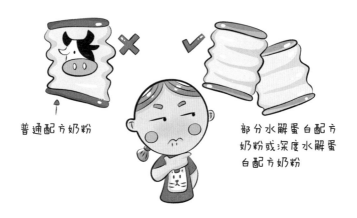

普通配方奶粉

部分水解蛋白配方奶粉或深度水解蛋白配方奶粉

　　配方奶喂养的宝宝，要是对牛奶蛋白过敏，就得改用部分水解蛋白配方奶粉或深度水解蛋白配方奶粉。豚豚是吃母乳的，这个小南自己没试过。

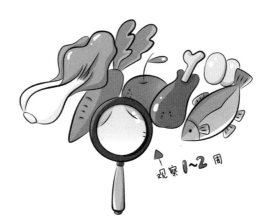

观察1~2周

　　豚豚6个月后开始吃辅食了，每增加一种食物，小南都观察1~2周，看豚豚会不会过敏，苗头不对立马停下，没啥事就继续吃着。看看，我们当妈的多不容易，光一个吃就这么麻烦。没办法，自己生的宝，再麻烦也要把他照顾好了。

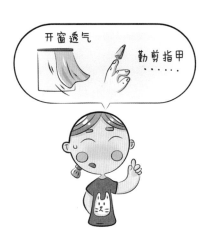

除了食物要注意，还得及时把宝宝口周的奶液、口水擦掉，每天开窗透气，给宝勤剪指甲，给宝选择纯棉衣物，给宝涂保湿乳液，给宝洗澡。呃，好累……

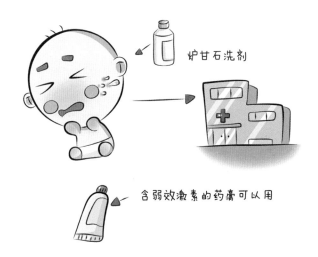

炉甘石洗剂

含弱效激素的药膏可以用

对了，有一次豚豚还把疹子弄破了，里面的液体都渗出来了，小南连夜抱他去医院让同事帮忙处理。

这里也提醒一下爸爸妈妈们，不要一听到"激素"二字，就如临大敌，如果医生认为需要给宝涂一些药膏，就算药膏里头带有激素，一般都是弱效的，短期局部使用还是安全的，不必有太多顾虑。

如果宝宝老是想搔抓，可以给宝宝涂点炉甘石洗剂止痒。一旦疹子破溃了，一定要及时去医院处理，免得引起感染加重病情。

🦠 吸入性过敏

春天多风又干燥，花粉满天飞，这个季节最容易出现的就是吸入性过敏。过敏性鼻炎、过敏性哮喘都是这种过敏，而且中招的一般都是小宝宝，可怜的宝们，要么咳咳咳不停，要么发作性呼吸困难。

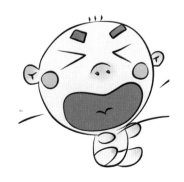

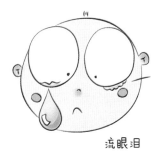

流眼泪

可恶的是，过敏性鼻炎和过敏性哮喘是可以同时存在的。也就是说，过敏体质的宝，可能上呼吸道和下呼吸道同时存在炎症，只是哪个症状更重一些而已。

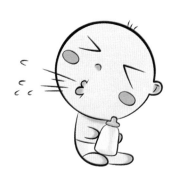

打喷嚏、流鼻涕

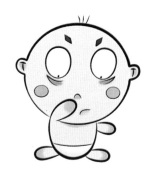

揉眼睛、揉鼻子、有黑眼圈

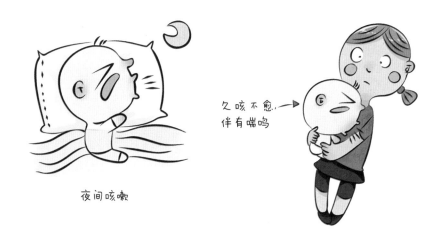

久咳不愈，
伴有喘鸣

夜间咳嗽

这些症状跟感冒太像了，如果爸爸妈妈们脑子里没有"吸入性过敏"这个词，很容易就忽视了，也就错过了早期的治疗机会。要知道，治疗不及时的后果可能是这个病将伴随宝一辈子，过敏性哮喘时间久了会引起肺气肿、肺心病、肺间质纤维化等并发症，可怕吧？所以，还是重在预防啊，过敏原找起来吧！

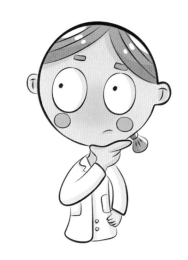

怎么找过敏原呢？这也是医生们一直考虑的问题，他们在不断寻求更好的方法。目前医院里普遍使用的吸入性过敏原的检测方法是点刺试验。放心，虽然有个"刺"字，但不疼的。可以检测尘螨、真菌、艾蒿、动物皮毛、花粉等。

小南整理了 4 类最常见的吸入性过敏原及应对措施，希望能帮一点忙。

☀ 花粉

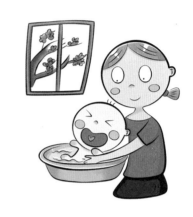

花粉是室外最常见的过敏原啦，那就鲜花盛开的季节少出门吧。尤其是鲜花盛开的公园、郊外，尽量不去。如果宝在车上，记得关好车窗，暂时远离美景是为了以后更好地欣赏美景啊。

在家里就没问题了吗？也不是啊，风轻轻一吹，花粉就飘进来了呀。所以，要记得把宝房间的窗户关上。如果宝出门过，睡前给小家伙洗澡、洗头发，把身上和衣服上的花粉，统统洗掉。有条件的家庭，最好安装空气净化器。另外，花粉漫天飞舞的季节，妈妈们不要把寝具和衣服晾到窗外，以免粘上花粉。

☀ 动物皮屑

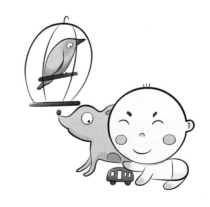

猫、狗、鸟等动物的皮屑也是常见的过敏原。如果家里本来没有养宠物，那建议从妈妈怀孕开始到宝宝 3 岁之间的这几年最好别考虑养宠物这件事。如果家里早就有宠物，宝宝和宠物一起在室内玩会打喷嚏、流眼泪等，那还是要把宠物跟宝宝隔离。

☀ 真菌

这也是一类常见的过敏原，尤其是在潮湿的季节、潮湿的地区。夏季，住一楼的宝宝们要小心。

对付真菌没有什么好招，一个是别让宝到潮湿的草丛里去玩，另一个就是要搞好室内卫生，尤其是厨房、卫生间这些有水的地方。

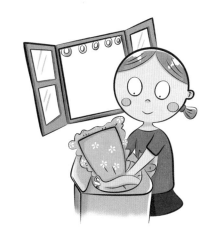

☀ 尘螨

尘螨这个家伙说起来有点恶心，他就藏在我们的床垫、被褥里，以吃我们的皮肤碎屑为生。你能想象吗？当你和宝躺在床上呼呼大睡时，千万只螨虫在身下大嚼你们掉落的皮屑。呃，画面太美我不敢想。

不过，好歹对付螨虫的办法还不少。每个月把床单、被罩等用品放进60℃左右的热水中烫洗，可以杀死螨虫。用除螨吸尘器及时清理床单、被褥也可以减少螨虫。还有一些采用密织法制造的床单等，也有防螨的作用。妈妈们勤快些，还是能帮宝宝挡一下螨虫的，实在防不住，宝宝过敏特征严重的话，可以给宝进行脱敏治疗，让宝产生免疫耐受。

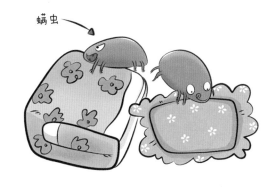

螨虫

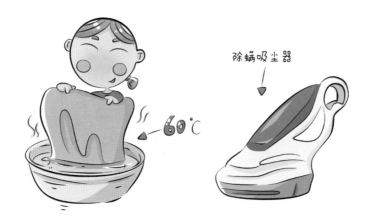

除螨吸尘器

60℃

　　当然，最重要的还是预防，必须把藏在宝宝房间里的过敏原一个个揪出来才行啊。

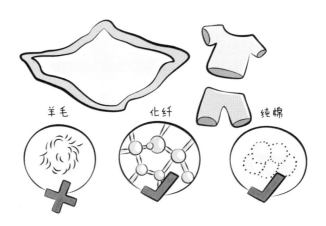

羊毛　　　化纤　　　纯棉

　　最先检查的，肯定是跟宝宝亲密接触的枕头、床单、床垫、被褥这些。妈妈们选这些用品的时候呢，要选不容易引起过敏的材料，同时也不容易滋生螨虫的材料最好。羊毛、羽绒制品容易引起过敏，海绵等材料在潮湿环境中易滋生真菌。妈妈们最好给宝宝选择纯棉或化纤制品，勤洗、勤晒，保持清洁。新型的防螨床品也可以尝试。

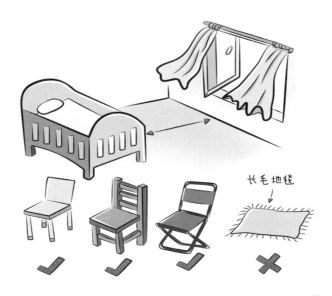

长毛地毯

嗯，第二个要检查的，就是宝房间里的家具。对于过敏体质的宝来说，好看、舒服什么的都是次要，简单、安全、不招灰尘才是主要的。宝的小床别靠窗户太近，沙发什么的也别放到卧室来。有妈妈怕宝不小心摔了，就在木地板上铺了块地毯，如果不经常清洗的话，好心会办坏事哦，那种长毛的地毯，看看就行了，千万别买回来铺在宝的房间，知道不？

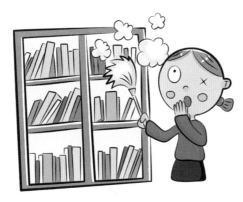

样式过于复杂的家具，呃，妈妈确定能把灰尘都清理干净么？反正小南看到这种浓浓公主风的家具，第一反应是太容易积灰啦！不是爱打扫的，别轻易尝试。卧室里的书架以及书，怎么说呢，看着很有调调，其实也是积灰高手。

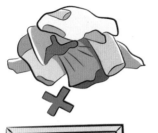

也别欺负宝小，觉得小家伙只用一张床的空间足矣，然后就把宝的房间当成了储藏室，宝的房间一定要整洁

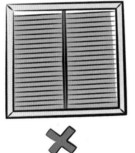

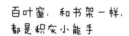

百叶窗，和书架一样，都是积灰小能手

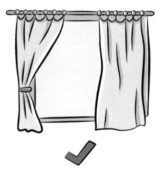

棉质窗帘不错，但要经常清洗

对了，买家具的时候就要注意，一定要选环保板材制作的家具。有些劣质家具会持续地释放甲醛等有害物质，这些有害物质也会引起过敏。

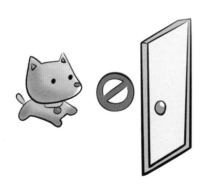

前面小南说过，动物皮屑会引起过敏，所以，不要让猫猫狗狗进宝的房间。网上那些宝宝和宠物在一起萌化了的照片，看看就好，过敏体质的宝伤不起。

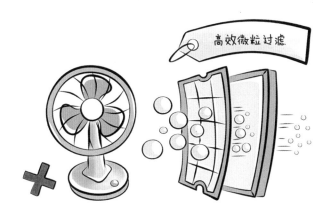

高效微粒过滤

卧室的通风也让人挺纠结的，不开窗空气不流通，开窗呢，花粉啊、粉尘啊跟着就来了。好在，我们的宝生在这样一个科技日新月异的时代，总还是有办法的。

空气净化器，还是值得买回家滴，它能将室内的尘螨、花粉、真菌、动物皮屑以及做饭产生的油烟等过滤掉。过敏原打跑了，宝就安全啦。

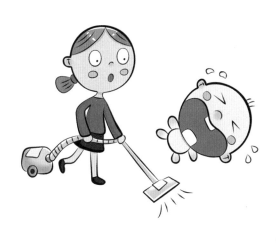

好了，家里布置完毕，该选的都选好了，剩下的就是定期打扫啦。这是个考验毅力的事儿，一天两天没问题，长期坚持下去就有点小困难。但为母则刚，我相信，若宝是过敏体质，妈妈一定能把家里打扫的一尘不染。大扫除一周一次就好啦，一定要等宝不在家的时候打扫。

嗯，爸爸把宝抱出去，妈妈赶紧开工，吸的吸，拖的拖，擦的擦。角角落落的灰尘都搞定了，再换洗床单、被罩，不然，扬起的灰尘又飘到床褥上啦！

要是有条件呢，最好选择能有效过滤灰尘的吸尘器，防止二次污染。要说吸尘器哪种好，嗯，一分银子一分货啊。

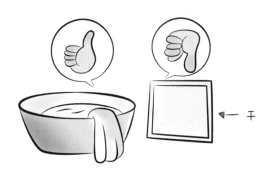

← 干

擦灰尘时，记得用湿布，用湿布，用湿布，重要的事情说三遍

用拖把拖地时，可以加一点消毒液

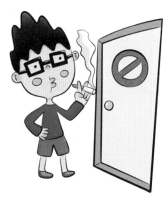

不要让人在家里吸烟，爸爸也不例外

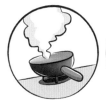 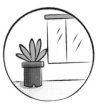 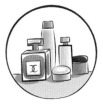 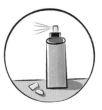

油烟　　　　家里养的花　　　香水、化妆品　　　杀虫剂

　　除了前面提到的这些，家里当然还有一些其他过敏原，找起来，一个都不能放过：烹调油烟、空气清新剂、室内植物、香水、宝宝爽身粉、化妆品、杀虫剂等。当然了，这样大动干戈的，真心没几个人能做到，一般的家庭，对付室内过敏原只需要用其中几条就够了，除非宝严重过敏，爸爸妈妈才需要这么辛苦，逐条做起来。

　　过敏性结膜炎、过敏性鼻炎这些家伙，只是引起的症状不同，本质是一样的。对于过敏比较严重的宝，要及时给予对症治疗，缓解宝的症状。根治的办法呢，目前就是脱敏治疗。让宝从小剂量开始接触过敏原，逐渐增加剂量到维持剂量，使宝的免疫系统产生免疫耐受。

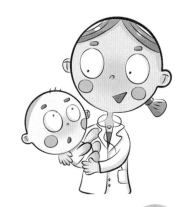

鱼小南
特别提示

　　很多时候，爸爸妈妈会感慨：这个家伙怎么跟我这么像啊！是呀，基因的力量就是这么强大。所以，如果宝的过敏体质来自爸爸妈妈，你的很多经验可以帮到宝。但那些自己没有过敏体质，宝却是过敏体质的爸爸妈妈呢，嗯，也别急，关于过敏，我们从头一点一点学起来！

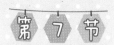

中耳炎

最近，有个朋友打来电话问小南："我的孩子才两岁，还那么小，怎么会得中耳炎呢？"很多爸爸妈妈都有这个疑问，事实上，中耳炎这个"坏家伙"就是最爱欺负3岁以下的小宝宝啊！想知道为什么，小南要从头说起了。

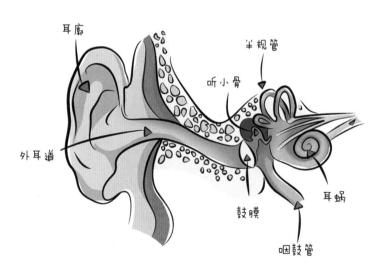

爸爸妈妈要搞明白中耳炎是怎么回事，就要先好好看看这张耳部解剖示意图。一时看不懂没关系，下面我讲到哪个你不清楚位置的结构，你再回头来看这张图，就能很容易理解。

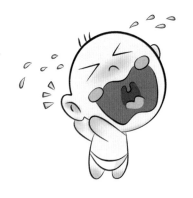

我们的耳朵、鼻子、咽喉都是开放式的，平时呢，细菌们"一二一"进入鼻腔、咽部，途径咽鼓管，来到中耳，等一下，咽鼓管？很陌生的词儿，小南就先来介绍一下：咽鼓管连接着咽部和中耳，平衡鼓膜两侧的压力，还能通过适当的开合排出坏坏的细菌和液体，来保护中耳。

嗯，咽鼓管看来是中耳的保护神啊，只是，宝的咽鼓管比成人的更短、更宽，与咽部连接的角度更平坦。最重要的是，宝太小了，咽鼓管还不能有效开合。这么一来，坏坏的细菌和液体更容易从鼻咽跑到中耳，宝就更容易发生耳部感染，即中耳炎。

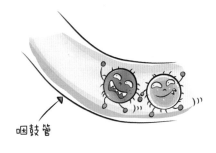

咽鼓管

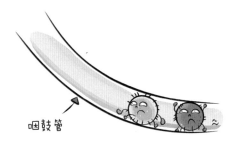

咽鼓管

妈妈也不用担心，待宝慢慢长大，咽鼓管自然会慢慢变长、变窄，与咽部连接的角度也会变陡，坏坏的细菌和分泌物就会发现：啊！不好进了呀！

有了这个生理基础，来点诱发因素就会引起中耳炎。小南整理了一下婴幼儿常见的急性中耳炎诱发因素，给爸爸妈妈们提个醒。

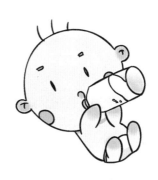

❶ 仰卧位吃奶。由于宝的咽鼓管比较平直，管腔较短，内径较宽，奶汁一个不小心就会经咽鼓管呛入中耳。

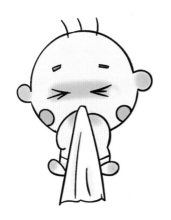

❷ 鼻涕中含有大量的病毒和细菌，要是把宝两侧鼻孔都捏住用力擤，鼻涕就会受不了这份压力，直接往鼻后孔跑，到达咽鼓管，引发中耳炎。

❸ 游泳时（尤其在人多、水质不过关的水域游泳）宝很容易吞进几口水，水里的细菌通过鼻咽部而进入中耳，这也是很多爸爸妈妈都知道的原因。

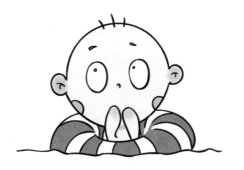

中耳炎常常发生在感冒、过敏之后，且小宝宝往往不能准确地描述症状，判断宝宝是否得了中耳炎还是有一定难度的。下面就让小南来教各位爸爸妈妈分辨中耳炎吧，有这些症状的，就是了。

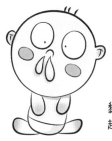

黏稠的鼻涕
越来越多

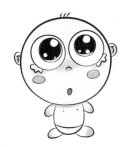

黄色的眼屎
越来越多

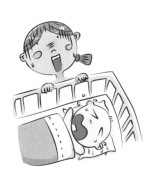

夜醒频繁或
睡不踏实

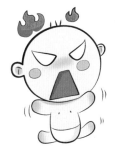

脾气暴躁，
烦躁不安

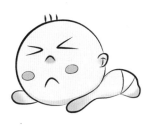

不愿平躺

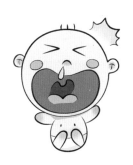

在感冒的基础上，
出现哭闹加重或尖叫

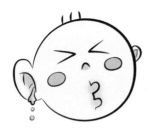

耳朵流脓

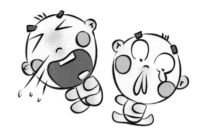

感冒迅速加重

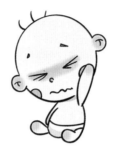

"耳朵痛痛"或者
频繁拉扯耳朵

好在中耳炎难受归难受，倒不算难治，一般医生会给宝开抗生素，种类和剂量取决于感染的严重程度，以及宝过去对抗生素的反应。所以，妈妈放一百个心，不要谈抗生素色变。

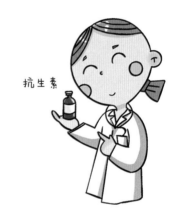

抗生素

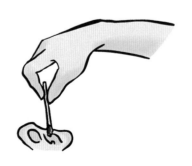

要是局部用药，医生也会事先告之，还会教爸爸妈妈怎么上药：先用3%过氧化氢溶液清洗，再用棉签拭净脓液或以吸引器吸出脓液，清洗干净后再上药。

医生，我们笨手笨脚的，怕……那就多跑几趟医院吧，让医护人员来帮宝。

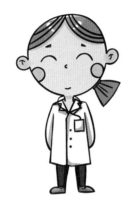

小南要提醒的是，用药 3 天后，一定要去复查，要是宝在 48 小时内症状改善不明显或加重，一定要尽早复诊。

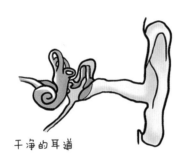

干净的耳道

在治疗中耳炎的这几天里，很多种情况都会出现，爸爸妈妈要有个心理准备。最好的情况是，1～4 周内感染控制住，中耳积液完全排出。

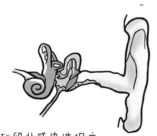

残留非感染性积液

也可能是感染已控制，但残留一些非感染性积液，这些积液会慢慢被吸收。

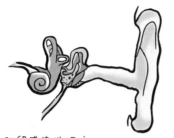

残留感染性积液

还有一种就是感染未控制，停用抗生素几天后（多发生在停用抗生素太早或抗生素不适合）死灰复燃。

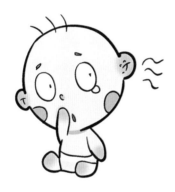

感染后的2～4周内，复查非常重要。想宝赶紧好起来，就要确保感染正在好转，确保脓液正在排出，避免或减少再次感染，而且，长时间的中耳积液会影响听力，甚至阻碍语言发展。为了宝的健康，再忙再累，都要带宝去复查，一定要记住啊！

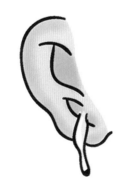

如果宝的中耳炎比较严重，中耳积液持续时间较长，听力有损伤，或者中耳积液反复出现，医生往往会建议给宝放置引流管。中耳积液排干净后，宝的听力一般会恢复。爸爸妈妈说，鼓膜上的洞咋办？放心，这个孔会自己长好的。

当然了，最好的情况是宝别得中耳炎呗，小南整理了几点，供爸爸妈妈参考。

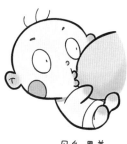

母乳喂养

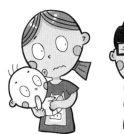

减少与呼吸道疾病患者的接触

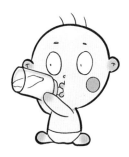

喂奶时稍抬高宝宝头部

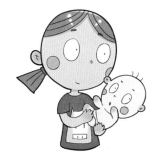

养成良好卫生习惯，大人和宝宝都要勤洗手

大部分宝宝的中耳炎症状比较轻，经治疗后很快就能痊愈。但也有一部分宝宝病情比较重，两侧同时有中耳炎或中耳积液持续时间特别长。不管怎么样，医生都有一些应对办法，爸爸妈妈们要多听听医生的建议，重点是不要损伤宝的听力。大部分宝5岁之后就很少出现中耳炎了，还是有盼头的哈。

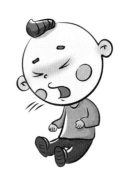

第 8 节

小儿肺炎

肺炎？听起来很熟悉吧？宝宝本来是个小小的感冒呢，一不小心就成了肺炎，这种情况很常见。好在，现在的治疗办法已经足够多，但宝还是遭罪不是，小南还是有必要好好说道说道。

喜欢欺负小宝宝的"怪兽"太多，病毒、细菌、真菌、支原体、衣原体等都能让宝宝得肺炎。

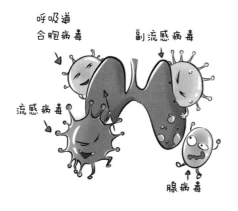

呼吸道
合胞病毒

副流感病毒

流感病毒

腺病毒

很多小宝宝的肺炎继发于病毒性上呼吸道感染。走的也是一条典型的路线，就是引起疾病的这些病毒（呼吸道合胞病毒、流感病毒、副流感病毒、腺病毒等）沿着呼吸道一路下行，跑到气管、支气管、肺泡，大肆破坏，宝就得肺炎了。

也有不少宝宝的肺炎是由细菌感染引起，这些细菌也大多从呼吸道入侵。另外，它们会藏在宝宝咳嗽、打喷嚏时的飞沫中，在宝宝们之间传来传去。除了细菌、病毒，支原体、衣原体也是引起宝宝肺炎的病原体，不同病原体引起的肺炎，症状也有一些差别。

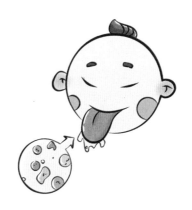

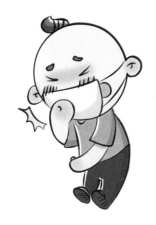

还有一种情况，当宝存在病毒感染时，免疫力会下降，细菌一看，"机会来也"，赶紧滴，到宝的肺部占窝去，这样，在原发感染的基础上就会出现二次感染。

有妈妈把宝得肺炎的原因怪罪于衣服穿少了，觉得是冷冷热热折腾出来的，这个，小南还真要替衣服说几句公道话——大多数种类的肺炎，与人与人之间传播的病毒或细菌感染有关。

所以，看上去肺炎高发季确实是秋季、冬季以及早春季节，可这个黑锅，衣服背不起。

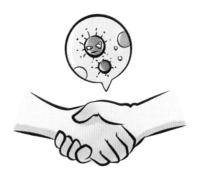

为啥？

宝在这些季节里有更多时间待在室内活动，也有更多机会密切接触其他人，这才是得肺炎的主要原因。

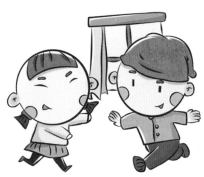

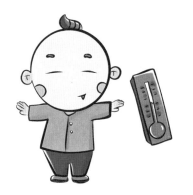

也就是说，宝患肺炎的概率和他所穿的衣服厚薄及气温并没有太大关系。

搞清楚肺炎是怎么缠上宝之后，肺炎的症状呢？症状也还是老套路，一开始看起来和感冒没啥区别，鼻塞、咳嗽、发热。

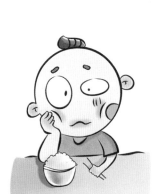

得肺炎的宝，和感冒时相比，也会出现食欲下降、没有活力之类的症状。

但随着病情进展，爸爸妈妈很快就会发现，这次的感冒好像有些不一样。除了上面那些，宝还会面色苍白、咳着咳着喘起来，看着就揪心。

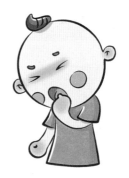

不管哪种类型的肺炎，大都会出现呼吸困难。

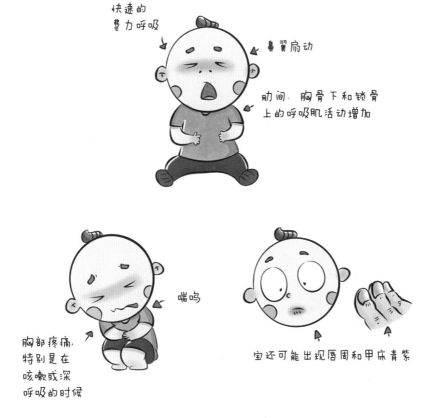

快速的费力呼吸

鼻翼扇动

肋间、胸骨下和锁骨上的呼吸肌活动增加

喘鸣

胸部疼痛，特别是在咳嗽或深呼吸的时候

宝还可能出现唇周和甲床青紫

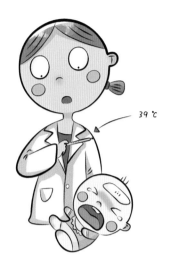

39℃

一般来说，医生根据症状和肺部听诊就能判断个差不多，拍个胸部 X 线片就能确诊。其他像血常规检查啊、病原学检查啊，要不要做，听医生安排。

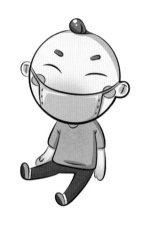

对症治疗呢，退热啊、止咳化痰啊，这些都跟对付感冒差不多。总之，就是要让宝宝舒服一些嘛。

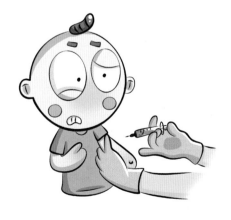

重点来了，治疗大部分肺炎要使用抗生素，对，就是抗生素，别排斥，抗生素不是洪水猛兽，该用就得用啊。前面咱们也说了，很大一部分肺炎是细菌引起的，还有一部分病毒引起的肺炎会合并细菌感染，这么算下来，需要用抗生素的比例就很高啊。

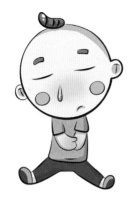

我们平时说的那是不能滥用抗生素，宝肺炎了，那就是什么菌感染就用对付什么菌的抗生素，而且要早用，还要用足量、足疗程。别宝宝一不发烧就不打针了，回头来个反复，你受得了啊？

话说回来，宝宝当然是不生病最好啦！所以，重要的还是预防！预防！预防！最基本的还是这些：

❶ 隔离，尽量避免去人多拥挤的场所；

❷ 通风，早晚开窗通风，降低室内微生物浓度；

❸ 勤洗手，切断接触传播途径；

❹ 饮食均衡，宝宝营养好了，身体棒棒，小感冒就不容易演变成肺炎啦！

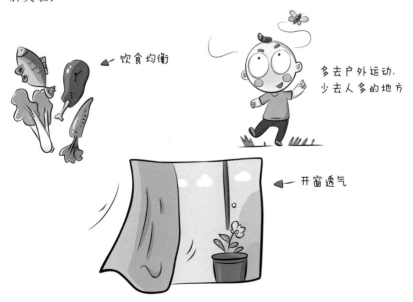

饮食均衡

多去户外运动，少去人多的地方

开窗透气

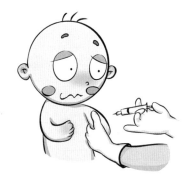

对于那些免疫力差、经常得肺炎的宝宝，小南建议可以在肺炎高发季节来临之前给宝接种肺炎链球菌疫苗，虽然不能预防所有类型的肺炎，好歹能防住一部分肺炎链球菌肺炎啊！

这里，小南再啰唆一句，新生儿的肺炎症状不明显，很容易误判。所以，若新生宝宝有个风吹草动，还是去趟医院放心。

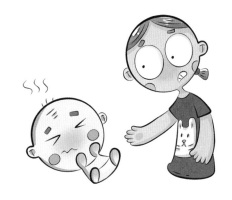

图小南
特别提示

很多爸爸妈妈会发现，宝得了肺炎，医生并没有给宝做病原学检查就给宝用上了抗生素。爸爸妈妈可能就会问："怎么不给宝做病原学检查就给用抗生素啊？这不是滥用嘛！"实际上，细菌培养出结果的时间比较长，阳性率也低，医生能任由着"小怪兽"欺负宝宝干等结果吗？且普通的社区获得性肺炎，耐药菌感染的可能性小，直接用上广谱抗生素，大多就把"小怪兽"打跑了。

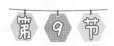

小儿鼻窦炎

妈妈的必修课之一就是帮助宝宝和各种疾病打斗，虽然过程有点痛苦，但宝的免疫力也是在打斗的过程中培养起来的。今天，我们来说说这个叫"鼻窦炎"的家伙。

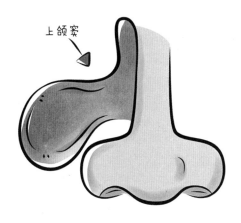

上颌窦

鼻窦呢，就是颅骨内开口于鼻腔的含气空腔。所谓鼻窦炎，就是鼻窦黏膜的炎症。大多数的鼻窦炎都出现在宝宝患感冒和鼻炎之后，也就是说，鼻窦往往都是被连累哒。

所以呀，宝一开始的症状也是感冒的那些症状，鼻塞、流涕、咳嗽、发热。嗯，好了也就罢了，若是鼻涕、咳嗽持续了十多天还没好，爸爸妈妈就要想一下，这次可能不是单纯的感冒，会不会有鼻窦炎的存在。

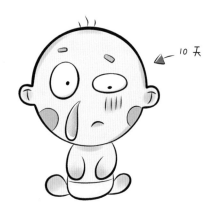

10 天

鼻涕一开始是清亮的，后来会变成脓性鼻涕，就是黄色黏稠那种。若是厌氧菌或大肠杆菌感染，鼻涕还会发臭。若是鼻涕后流到咽部，就会刺激咽部，引起恶心、咳嗽。呃，是不是说得你也恶心了？

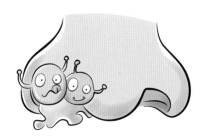

有的情况下，被鼻窦炎找上门的宝，早上起床时，眼睛周围会出现水肿。

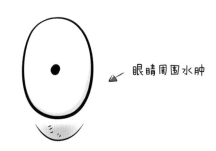

眼睛周围水肿

除了这些症状，如果宝宝稍大一些，能够表达清楚的话，他还会说自己头痛。但是头痛和头痛也不一样哒！啥意思？鼻窦啊，左右成对，共4对，分别是上颌窦、额窦、筛窦、蝶窦，不同的鼻窦炎疼痛的位置也不同。

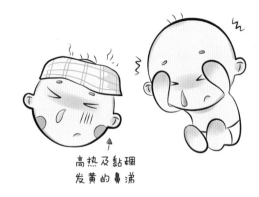

高热及黏稠发黄的鼻涕

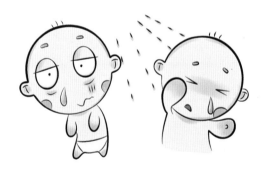

极少数的宝宝可能出现比较严重的眶内或颅内的并发症。如果宝的眼睛肿了一整天都没有好转，视力受影响，或者头痛特别严重，要赶紧去医院，一分钟都别耽搁。

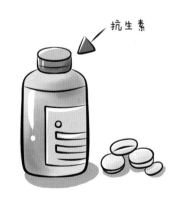

抗生素

这个病还是得用抗生素，而且还是足量、足疗程。医生会给宝选一种合适的抗生素，用两周左右。

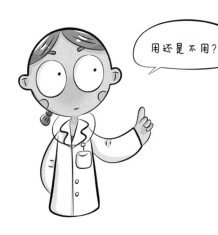

用还是不用？

当然，若宝的症状很轻，也可以不用抗生素，这个留给医生来决定。

有一点要提醒爸爸妈妈，一般宝开始吃药后，症状就会逐渐好转，浓稠黄鼻涕会变清亮，咳嗽也会有所好转。但是，即便宝看上去好了很多，并不代表鼻窦炎就兵败了，一旦停药，谁知道它什么时候会反扑过来呢，最后吃苦头的还是宝。

1～2周内鼻涕变清亮

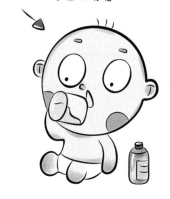

小南一般都会苦口婆心劝爸爸妈妈，不管宝看上去恢复得多好，还是要继续服用抗生素，完成一个疗程。

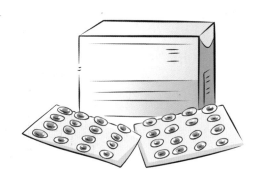

如果用药几天之后，宝的病情没有任何改善呢？这也是有可能的哦。医生可能会给宝做进一步检查，之后呢，可能会开出另外一些药物或者增加一种药物，希望爸爸妈妈有一个心理准备。

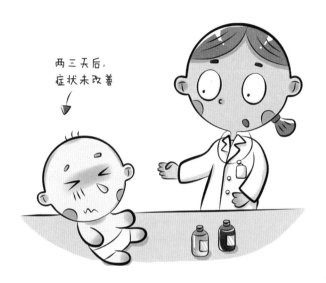

两三天后，
症状未改善

小宝宝的很多生理结构啊，跟大人不一样。宝的鼻窦窦口相对较大，鼻腔的感染更容易跑到鼻窦，加上抵抗力又弱，时不时来个上呼吸道感染，牵累鼻窦。及时应用抗生素，一般就不会有并发症，但是宝的抵抗力还较弱，我们时刻都不能放松警惕。爸爸妈妈要注意观察宝宝的症状，一旦症状加重及时去医院啊！

小儿贫血

别看宝宝们生活在一个生活物质很丰富的时代，贫血可一点儿也不少见。爸爸妈妈表示不理解，"我给宝吃的可都是好东西啊！"宝宝的饮食要的不是大补特补，是营养均衡。当然，引起贫血的原因有很多，还有一些是和遗传性疾病有关。今天，小南主要说说最常见的缺铁性贫血。

红细胞

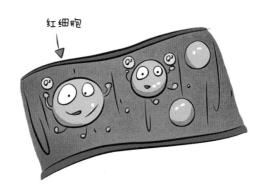

怎么就是贫血了呢？这个事要从头说起。血液啊，主要由血浆和血细胞组成，血细胞呢，又分三种，就是白细胞、红细胞和血小板。只有这个红细胞数和红细胞中的血红蛋白量低了才叫贫血，别的成分低了就不是贫血的事了。

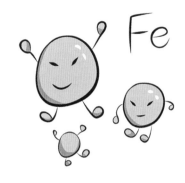

血红蛋白呢，就是负责运送氧气和二氧化碳的快递员。它把肺部的氧气运送到全身各组织细胞，又将全身各处产生的二氧化碳带回到肺部排出。来来回回，忙进忙出，保证着身体的正常运转。如此重要的职位，一旦快递员减少了，可不是要出问题嘛！

可是，这跟铁有什么关系呢？不知道吧，铁在血红蛋白的生成中是不可或缺的，铁少了，血红蛋白自然就少了，明白了吧？

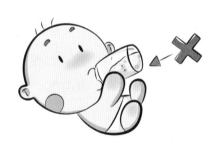

铁从哪里来？当然要从食物里来，说到底，还是吃的问题。小宝宝很聪明，从妈妈肚子里的时候就偷偷存了一些铁，宝存的这些铁能让他用到 4～5 个月，所以，这个阶段的宝一般不会出现贫血。最容易出现贫血的是 6 个月到两岁的宝宝。

贫血的宝会怎样？又白又乖呢！爸爸妈妈千万别暗自窃喜，这不是好事！宝面色苍白，连结膜都发白，不爱吃饭，也不想活动，从来没有这么乖过，这明显不正常啊！时间长了还会引发心力衰竭呢！想要确诊贫血很简单，有了这些表现，去医院抽血检查一下就能确定。铁，铁，快点补起来！

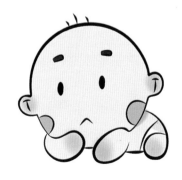

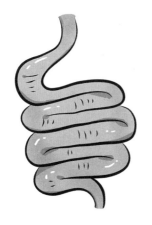

当然啦，光把铁吃进去还不行，还有一个吸收的问题。若是肠道不能很好地吸收铁，还是有贫血的问题。所以，我们为什么一直强调母乳喂养啊，母乳里的铁更容易吸收啊！

不过贫血的种类实在太多了，所以先别急吼吼治疗，搞清楚宝属于哪种贫血，才能对症下药不是？也就是说，在医生没开口说"是"之前，爸爸妈妈先别尝试用各种非处方营养素为宝治疗贫血，万一掩盖了疾病的真相，岂不是延误诊断？

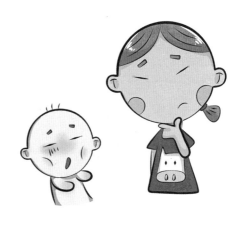

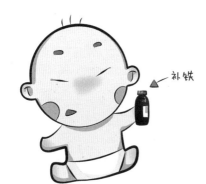

补铁

弄清楚了，宝的贫血是因为缺铁。那就好办，想办法给宝补铁呗！食物、配方奶粉、强化铁米粉、铁剂等都是补铁的办法。

一般来说，母乳喂养的宝宝4～6个月的时候及时添加辅食就不会出现缺铁性贫血。当然，要添加富含铁的食物。小南建议先添加含铁米粉比较妥当，好消化，不易引起过敏，还能补铁。

高铁配方奶

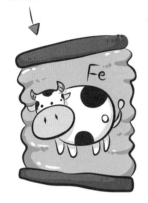

配方奶喂养的宝呢，自然是应该喝含铁量高的配方奶粉啦！一般来说，每100克奶粉中含4～12毫克铁即可，也不是越多越好。

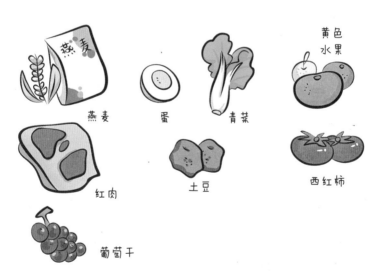

燕麦

蛋

青菜

黄色
水果

红肉

土豆

西红柿

葡萄干

大一点的宝宝就要注意饮食的营养均衡啦！平时多吃一些含铁丰富的谷类、蔬菜、肉类、蛋类等。养成良好的饮食习惯，定时体检，一般就不会有贫血的问题啦！

维生素 C 是促进铁吸收的小帮手哦，在宝服用补铁剂期间，多给宝吃些富含维生素 C 的食物吧！

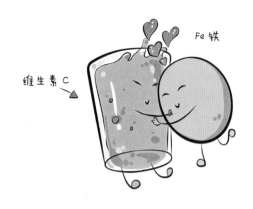

Fe 铁

维生素 C

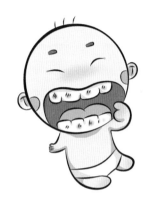

如果宝缺铁比较严重，医生可能会建议给宝服用补铁剂。有妈妈发现，宝服用了一阵子补铁剂后，牙齿黑了。对，液体补铁剂是很容易造成牙齿暂时性变黑，要让宝喝完尽快漱口，有条件的话，每次喝完都给宝刷牙。还好，牙齿被补铁剂染色不是永久性的。而且，现在已经有一些不会让牙齿着色的补铁剂，想偷懒的妈妈可以选择。

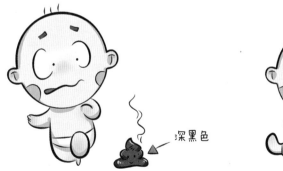

深黑色

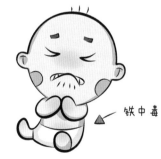

铁中毒

除了牙齿，变黑的还有宝的便便，同理，不要担心。要担心的是，如果补铁剂摄入过量，非常容易中毒。所以，一定要按照医生建议的剂量或说明书中规定的剂量来，别一心急就给宝喂多喽！再就是，平时把补铁剂藏好啦，别一不留神让宝偷偷加了量。

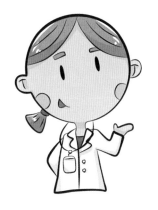

建议饭后半小时给宝服补铁剂，既能促进铁的吸收，又可以减轻铁剂对胃肠道的刺激。可以滴到果汁里喂给宝，也可以直接滴到宝嘴里，但不要跟牛奶一起喝，会影响铁的吸收。

小南还是建议 3 岁以下的宝尽量喝配方奶，不要喝鲜牛奶，尤其是 1 岁以内的宝。且不说鲜牛奶中的营养成分不均衡，还有可能刺激宝的肠胃，影响铁的吸收。

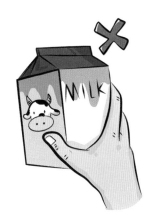

小南所讲的情况基本都是针对大多数宝宝的，但具体到每一个宝宝，总有不一样的地方。像早产的宝宝、双胞胎宝宝及妈妈孕期缺铁的宝宝，他们在妈妈子宫里时储存的铁就比较少，出生后更容易出现贫血。所以，你看，工作总要做到前面去才好啊！越早重视宝宝的健康问题，宝宝就会越早受益！

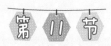

维生素 D 缺乏性佝偻病

这个病听起来很古老，但真的不少见。虽然没有那种严重的佝偻病了，但轻、中度的佝偻病发病率还是挺高的。毕竟，小宝宝长得快啊，维生素 D 和钙的需要量大，一旦供不应求就要出问题哒！

"维生素 D 缺乏性佝偻病"，这个长长的名字已经把这个病解释得很清楚了，就是维生素 D 缺乏引起了缺钙，缺钙造成了骨骼的畸形。3 个月至 2 岁的宝宝常见，是一种营养性疾病。

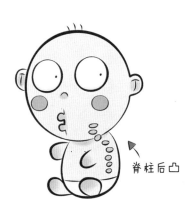

脊柱后凸

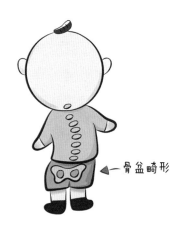

骨盆畸形

缺钙会引起骨骼发育不良，这一点已经深入人心，但是维生素 D 缺乏为啥会引起缺钙呢？这里面有个比较复杂的生理机制，爸爸妈妈就没必要知道啦。你只要知道，维生素 D 是钙磷代谢过程中非常重要的物质，直接影响肠道对钙的吸收就好。

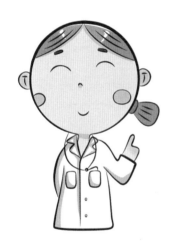

如果宝得了佝偻病会怎样？嗯，骨骼变形、肌肉松弛、神经兴奋性也会发生改变。当然，这些症状的出现有个过程，不同年龄段的宝，表现也不一样。6 个月以内的宝，主要是神经兴奋性的改变，表现为夜间哭闹、易醒、汗多、有枕秃。这个时期的宝，骨骼改变还不明显，妈妈们需要花点心思才能提早发现。

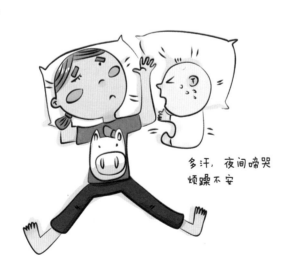

多汗，夜间啼哭
烦躁不安

如果任由维生素 D 缺乏的情况发展下去，你很快就会发现宝开始跟别人不一样。正常宝宝的头形是圆的，佝偻病宝宝的头形是方的，出牙晚，前囟闭合也晚。如果宝会走了，还会出现"X"型腿或"O"型腿。什么鸡胸、漏斗胸、肋骨串珠的，可能需要医生检查才会发现。

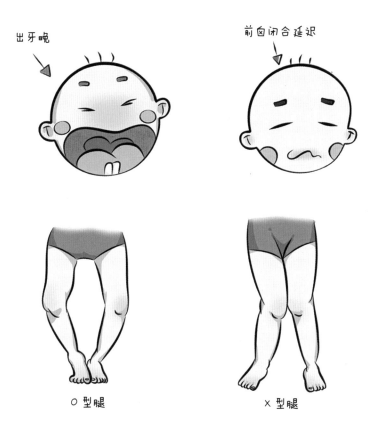

出牙晚

前囟闭合延迟

O 型腿

X 型腿

　　若是宝从此留下了骨骼畸形的后遗症，爸爸妈妈岂不是要自责一辈子。好在，如果能在宝两岁之前及时发现、及时治疗，大部分宝是不会留下后遗症的，两岁之后再矫正就有些麻烦。

治疗的话，自然是要补充维生素 D 和钙啦！这时维生素 D 的量就不是预防时吃的那点了，每日要口服 2000 ~ 6000IU，吃个 2 ~ 4 周再说。到时再根据 X 线片的情况决定是不是改为预防量。

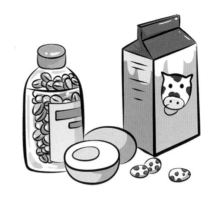

话说，我们宝宝吃奶好、吃饭也好，我们怎么就缺维生素 D 了呢？这个事要从头讲起。人呢，通过两个途径来获得维生素 D。一种是内源性途径，皮肤中的 7- 脱氢胆固醇在日光中紫外线的照射下经光化学作用转变为胆钙化醇，也就是内源性的维生素 D_3，这个是维生素 D 的主要来源。另一种就是外源性途径，就是通过吃来摄入呗，很多食物中都含有维生素 D。

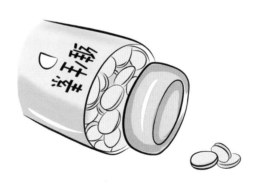

这样一来，你就知道啦！要想不缺维生素 D，就要多晒太阳、多吃富含维生素 D 的食物。当然，也有一些特殊情况，有些疾病和药物会影响维生素 D 和钙磷的吸收、利用，导致宝患佝偻病。这些情况就要先解决源头，再来补充维生素 D。

营养性疾病嘛，
预防一定是要做在前
面的喽！前到哪里
呢？嗯，从孕期就要
开始预防啦！

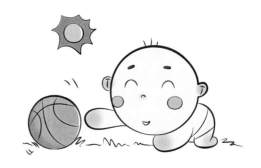

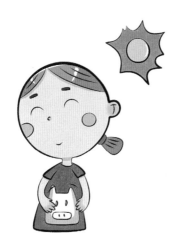

孕期的妈妈就要经常到户
外散步、晒晒太阳，补充一下
维生素 D 哦！

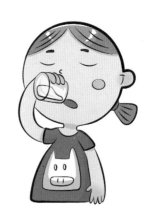

如果准妈妈的孕晚期刚好处在秋冬
季，为了宝也为了自己，每天适当补充
维生素 D，最好是 400 ~ 800IU。

甭管是母乳喂养的宝还是配方奶喂养的宝，出生后 2 周开始，每天补充 400IU 的维生素 D，至少到 2 岁。

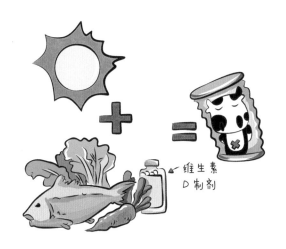

维生素 D 制剂

当然啦，这个 400IU 的维生素 D，不是说必须吃这么多，像食物、日光照射、维生素 D 制剂、维生素 D 强化食品中的维生素 D，加起来的总量够 400IU，就行啦。这很容易达到，妈妈不必给自己太多压力。要是宝每天能喝 1000 毫升的配方奶，也不用额外补充维生素 D 啦。

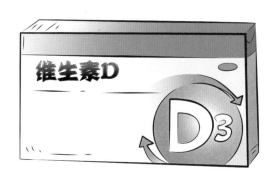

宝小的时候，爸爸妈妈缺少带娃经验，一般都比较谨慎，每天补充维生素 D 这个事记得还是比较牢的。随着宝越来越大，很多爸爸妈妈就放松了对自己的要求，感觉不给宝补也没什么事，慢慢就忘了这茬。要知道，婴幼儿期宝的生长速度是多么快，维生素 D 和钙很容易不够用的。所以，请坚持哦，至少也要吃到两岁。如果宝吃饭不好，户外活动少，建议补更长时间。

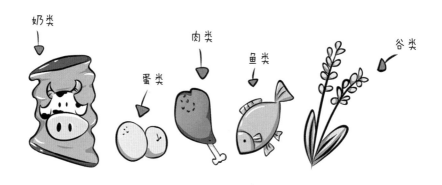

奶类　蛋类　肉类　鱼类　谷类

现在的爸爸妈妈已经比较重视给宝补钙这个事儿了，要注意的是补钙的正确姿势，要补到点子上。嗯，还有就是，也别草木皆兵了。宝一哭闹就浮想联翩，看见"枕秃"就如临大敌，这也是要不得的。所以呐，按时体检很重要，你拿捏不准的，就咨询医生啊！

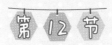

小儿热性惊厥

> 宝宝发烧，绝对是爸爸妈妈的噩梦。自己辛苦点那都不算什么，关键是心疼宝啊！如果宝发烧时再来个热性惊厥，真是分分钟吓傻的节奏。所以，知识储备是必需的，起码心里有点底啊！

小南还是先来解释一下，热性惊厥是怎么一回事。所谓的小儿热性惊厥，很常见，多见于 6 个月至 3 岁的宝宝。表现为在体温升高时突然出现全身的或局部的肌肉抽搐，持续时间比较短，一般不到 3 分钟即可缓解。当然，前提是排除中枢神经系统感染及其他引发惊厥的疾病。

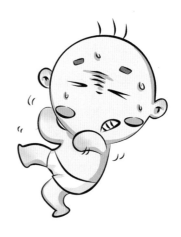

以前呢，我们习惯把热性惊厥叫作"高热惊厥"，认为宝宝体温很高的时候才会出现惊厥。现在看来，并不是这样，其实是体温上升比较快的时候容易出现惊厥，即使体温只有 38℃，也是可能出现热性惊厥的。所以，爸爸妈妈们要提高警惕。

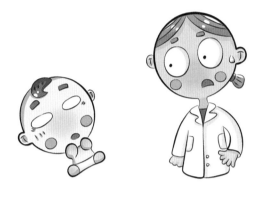

嗯，一般就是宝烧起来了，妈妈正准备想法给宝降降温呢，突然，宝的两眼球上翻，牙关紧闭，四肢抽动起来。爸爸妈妈们别慌，你要做的是以下这些。

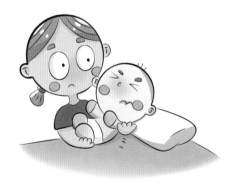

让宝第一时间脱离危险环境

尽管这个时候还不能判断是什么原因引起的惊厥，但紧急处理方法是一致的。先把宝抱到床上或其他就近平坦的地方，保证宝的安全。

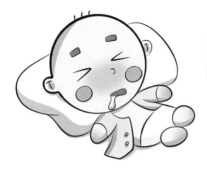

松开衣服领口，把小脑袋
转向一侧，方便口里的分
泌物流出来

　　如果宝穿的是有扣子的衣服，把领口的扣子解开，防止抽搐过程
中勒住脖子，影响呼吸。让宝的小脑袋偏向一侧，这样口里的分泌物
就能顺利流出来。这时千万不要再往宝嘴里塞硬物了，因为大量的先
例说明，宝抽搐时一般不会咬伤自己，而往宝嘴里塞硬物反而会伤害宝。
因为前面我们也说过，宝抽搐时往往牙关紧闭，硬往宝嘴里塞东西的话，
肯定会伤到宝的牙齿和口腔黏膜哒。

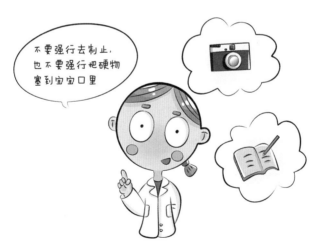

不要强行去制止，
也不要强行把硬物
塞到宝宝口里

　　还有，千万别去压宝的四肢，这样非但不能缓解惊厥，反而容易
让宝脱臼、关节挫伤、骨折。为啥？这么个小不点，骨质比较软，经
不起这么压呀。

掐人中这个事，大家也挺纠结的吧，目前还没有证据表明掐人中能缩短抽搐的时间，而且爸爸妈妈一激动，再用力过猛把宝的皮肤掐破就不好了，还是省点心吧。另外，什么"滚鸡蛋"之类的偏方就退下吧，别耽误时间。家里要是人多，有闲着的，赶紧记录一下发作症状和时间，现在手机这么方便，拍个照或录个视频更好，方便给医生参考。

　　一般情况下，热性惊厥很快就能缓解，若是超过了 5 分钟还没停，赶紧打 120 吧。

　　如果宝是第一次发生惊厥，到了医院，医生肯定要给宝仔细检查一番了，好确定宝是不是热性惊厥。因为，神经系统感染啊、头外伤啊、癫痫啊，都是可能引起惊厥的，排除了这些，我们才敢说宝是热性惊厥。

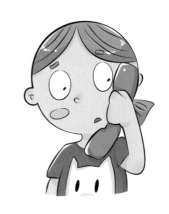

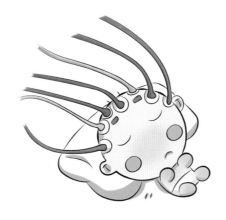

　　总的来说呢，热性惊厥不会给宝造成太严重的影响。出现过一次热性惊厥之后，只有30% 的宝会再次出现热性惊厥。当然，如果宝的爸爸妈妈也有惊厥史、宝不到 1 岁就出现了第一次热性惊厥、宝发生热性惊厥时的体温不高，这些都会增加宝再次发生热性惊厥的风险。

其实，我知道，爸爸妈妈最担心的就是，宝将来会不会发展成癫痫。这个概率呢，是5%，当然，如果有癫痫家族史，这个概率会变大。

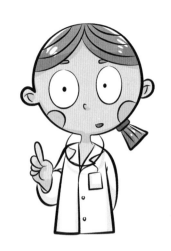

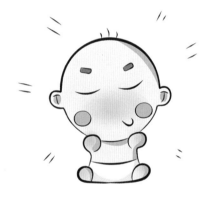

其实，就算是癫痫，只要得到正规的治疗，80%的宝都能得到完全控制，基本不会影响宝的正常生活和学习。

宝惊厥过一次之后，妈妈就吓坏了。从此之后，宝一发烧，妈妈就赶紧让宝吃退烧药。小南不想打击爸爸妈妈们，但是不得不说，这样做并不能有效地预防宝再次出现热性惊厥。

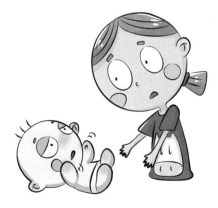

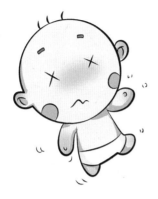

那我们能做点什么呢？爸爸妈妈们焦虑啊！说到爸爸妈妈自己呢，就是要对这个病有个正确的认识。虽然热性惊厥发作起来很吓人，但只要发作的时候保护好宝，一般不会对宝产生什么严重的影响。

至于宝宝呢，其实还是预防感冒的那一套。注意合理饮食、营养均衡，多到户外活动，少去人流密集的场所，勤洗手。宝宝的免疫力上去了，自然不容易感冒，不感冒发烧也就不会出现热性惊厥了，是不是？

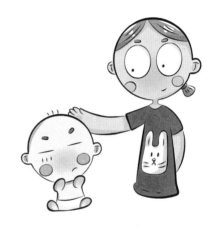

鱼小南
特别提示

养娃没有那么容易的，不仅要学会这些健康知识，还要学会面对和接受。啥意思？医学发展到今天，我们没有搞明白的事还有很多很多，解决不了的问题数不胜数。为宝做一切我们能做的，剩下的，就是等他慢慢长大。

第3章

宝宝常见意外伤害

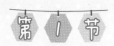

烫伤

自从宝来到这个世界，爸爸妈妈真是想时刻把宝捧在手心里。可是，你看，宝本领越来越大，活动范围越来越广，还真是捧不住了呢！这个小家伙无知无畏地去探索世界，一个不小心就会招来意外伤害。应对意外的办法必须要先学起来，以防那个万一呗！

今天小南难得不上班，首要任务当然是在家看娃啦。到了中午，好不容易把豚豚哄睡了，小南要开始干点自己的事了。衣柜里的衣服已经皱得不像样，趁豚豚睡着，赶紧拿出来熨熨，若是有他在身边，小南哪敢用熨斗呀。

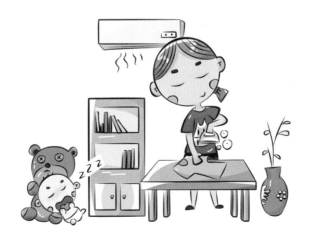

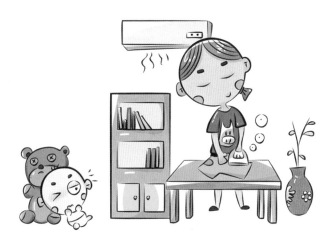

　　大的在干活，小的不知道什么时候醒了，一声不吭，悄悄向小南
爬过来。

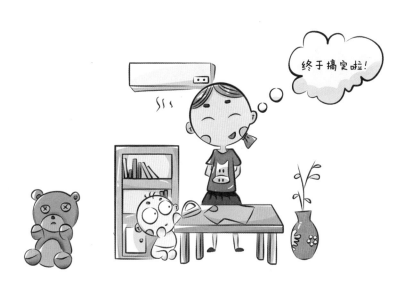

终于搞定啦！

　　终于都熨好啦，电熨斗放一边，让我先喘口气。

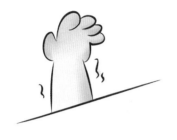

一只小熊手悄悄伸了过来。

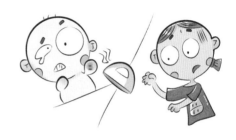

以为是新玩具的豚豚,摸到电熨斗后,被烫得哇哇大哭。真是猝不及防啊!

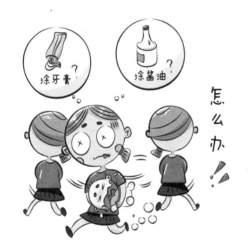

"我的妈呀,大事不好,这可怎么办?"小南脑子里一片空白。"怎么办怎么办,涂牙膏?小时候外婆说涂牙膏?涂酱油?"

电光石火,小南猛然间想起教科书上的几个字——迅速冷水降温。对对,赶紧,用冷水冲洗。

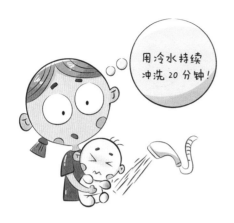

万幸，熨斗的电源已关，豚豚也只是轻轻地碰了一下，豚豚手上的皮肤只是发红，没有起水疱。小南从药箱里拿出烫伤膏给豚豚抹了点，没过几天就好了。小南想想都后怕，这意外还真是总在想不到的时候发生啊！

不过，这烫伤可不是都这么好处理的。小南最近在急诊上遇到的那个宝，就严重多了。当时，宝的爸爸在用铁壶烧山泉水准备泡茶，宝在一边玩玩具。嘟嘟嘟，水开了，爸爸转身去拿茶叶。

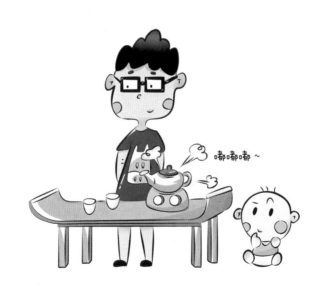

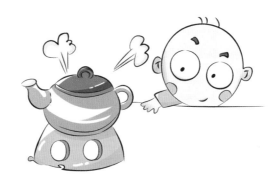

　　就在这一瞬间，好奇的宝把手伸了过去，一壶热水浇在了宝的胳膊上、手上……额，哭声有多么惨烈，你可以想象一下。

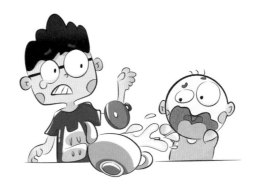

　　爸爸急坏了，又心疼又自责，抱起宝就往医院跑。宝来的时候，胳膊上已经起了一大片水疱。

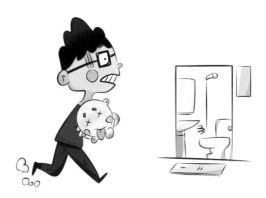

烫伤的急救处理很重要，如果能在家里及时、正确地给宝处理烫伤部位，能降低宝的烫伤程度。

爸爸妈妈首先要做的就是帮宝摆脱热源。比如，是热水或热汤烫伤，那就赶紧把宝抱一边，躲开这些热水、热汤。然后轻轻擦去宝身上的热水、热汤，衣服若容易脱就赶紧脱掉。这一系列动作要在烫伤发生后的几秒内完成，不管宝怎么哭，爸爸妈妈不能乱。如果你不能保证紧急情况下记起这些处理方法，那就没事的时候多看几遍。

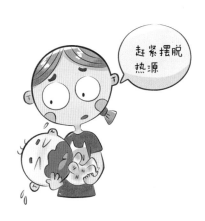

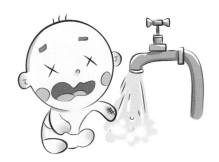

不管哪种烫伤，接下来要做的是，把宝带到水龙头下用冷水冲洗烫伤处。这样做不仅能减轻皮肤损伤，还可以清洁创面、减轻疼痛。

去医院前要先覆盖创面。小的创面用无菌纱布或干净手帕遮住，大面积的创面可以用干净的床单包裹，这样可以避免在去医院途中加重创伤。

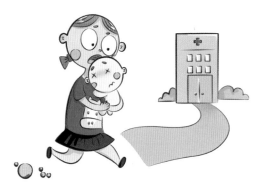

烫伤的严重程度不一样，处理方法当然也不一样。所以，爸爸妈妈对烫伤的严重程度要有个预估。怎么预估？嗯，这个烫伤的严重程度跟烫伤的面积、深度和部位有关。

关于烫伤面积的估计呢，有点复杂，我们临床上常用一个叫伦－勃图表描记法的计算方法，因为不同年龄的宝，头部面积占比不一样，这里面还要考虑年龄因素。总之，不去管它，小南教大家一个简单算法。让宝五指并拢，这个手掌的面积大小大约就是宝体表面积的1%，你大体比一下就能估计出烫伤部位占体表面积的百分比。

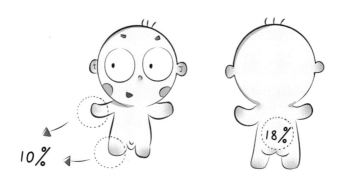

烫伤深度呢，是这样分哒：I度，只有皮肤的表皮受伤，只引起皮肤发红，没有水疱，像豚豚那次一样，三五天也就好了；浅II度，损伤达皮肤的真皮浅层，会有大的水疱，如果不感染两三周能好，可能会有色素沉着，但不会留疤；深II度，损伤达皮肤的真皮深层，有水疱，但比浅II度小，如果不感染三四周能好，但到了这个程度会留疤；III度，损伤达皮下脂肪层，甚至更深，这个程度就一定是要留疤的了，而且面积大的还要进行手术。

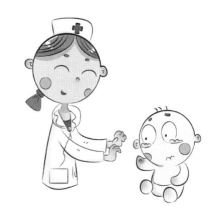

另外，有几个特殊部位的处理比较麻烦，需要特别关注。一是面部，面部器官比较多，眼睛、鼻子、嘴巴、耳朵，个个都要小心护理；二是手部，这个部位要关注的是避免缺血坏死，要尽量保持手的外形和功能；三是会阴部，小宝宝还不能控制大小便，宝宝便便后要及时清理，以免污染创面。

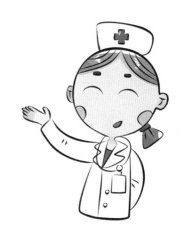

总的处理原则呢，就是轻度烫伤做好创面处理、止痛镇静、防治感染，重度烫伤要注意防治休克，及时住院治疗。

小南真心希望上面这些小常识，爸爸妈妈永远没有机会用上，就再啰唆几句预防。

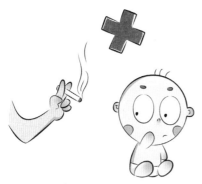

不允许任何人在宝身边抽烟。

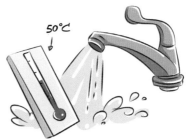

热水器的温度最高设定在 50℃，别再调高了，以免宝被烫伤。

暖手宝、电吹风、电熨斗这些热源一开工，必须远离宝，千万别任由他们在旁边爬来爬去。

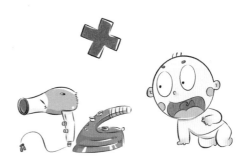

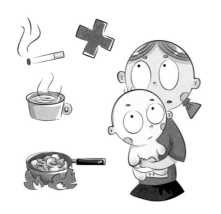

再怎么忙不过来，也不要抱着宝时抽烟、喝热饮，更不要去厨房开煤气灶做饭。真要去炖个汤或烧个水啥的，先抽一两分钟把宝安置在一个安全的环境里，比如婴儿床。

鱼小南
特别提示

宝的伤处是微微发红还是有水疱，是大面积烫伤还是局部小烫伤，爸爸妈妈一看就能有个大体的判断。轻微烫伤在家处理就好，严重烫伤马上去医院，拿不准呢，就先打电话问问医生。总之，千万别慌，宝的哭声大小和严重程度无关，这种情况，爸爸妈妈需要做的是冷静判断、迅速处理。

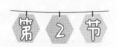

误食药物

看娃当真是件费心费神的事儿，稍一疏忽就会让宝置身险境。不是小南吓唬谁，每天门诊上的各种意外情况都是血的教训。这不，今天就遇到一个误食药物的宝，还好处理及时。下面，小南有必要说说，宝误食了药物该怎么紧急处理。

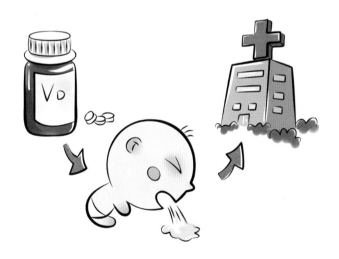

话说，谁家不备点儿药物啊。可小家伙们不管那么多，逮啥都往嘴里塞。往往妈妈看见了还来不及阻止呢，"咕咚"一声，药物就进肚了……

"听说维生素类药物的副作用小，宝误食了，只要催吐就没关系了？"好几次，有妈妈满怀期待地问小南，但小南的回答多半会让她们失望。

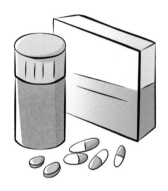

传说不准？准确地说是不完全正确。比如维生素 D 成分的药物，如果一次性误食太多，可能会影响肾功能，就算成功催吐，吐完还得去医院做进一步检查。

不得不再一次提醒爸爸妈妈，误食药物是常见的家庭意外，多发生在宝 1 ~ 3 岁的年龄阶段，误食的多为家庭常备药物，切记切记。

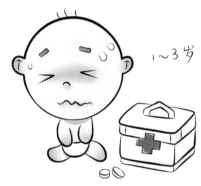

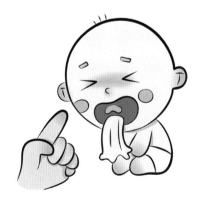

一旦发现宝误食药物，马上要做的就是催吐。别心疼，赶紧滴，用手指抠宝的咽部，让宝吐出药物。

若是宝刚吃进去就发现了，还好，吐完赶紧送医院，再检查一下就放心了。若宝已经吃进去一段时间，而且有不适症状，一边催吐一边打120。

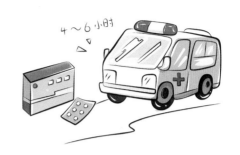

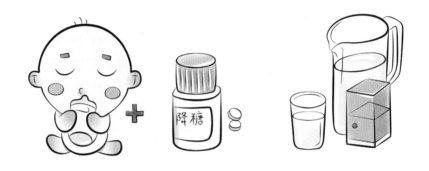

很多宝平时都是爷爷奶奶、姥姥姥爷带，老人有个糖尿病、高血压病的太常见了。降压药、降糖药一定藏好了，宝如果误食了这些药物很危险，一经发现，马上催吐、打急救电话。

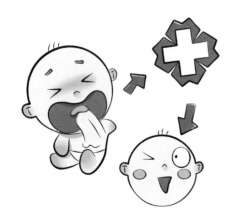

若宝误食了妈妈的避孕药，会出现假性性早熟表现。好在，随着药物在体内代谢清除，增大的乳房会慢慢缩回到之前的状态。若误食的剂量大，会损害肝功能，要给予护肝治疗。

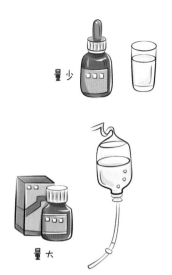

量少

量大

若是误食感冒药、止咳药、退烧药呢？

先确定一下宝误食的药物名称和剂量，误食少量的感冒药一般没事，多喝水促进药物代谢。若是量大，还是赶紧去医院吧。

当然了，小南还是希望各位爸爸妈妈把预防措施做足，杜绝这种事情的发生。一定要把药品放在小家伙们摸不着的地方。

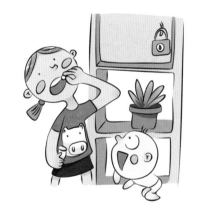

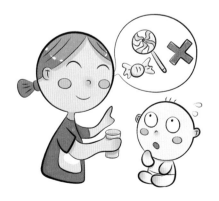

另外，如果宝生病了需要吃药，一定要说清楚这是药，不要以糖啊、果汁啊等错误概念诱导，万一哪天小家伙看到了，想吃"糖"了呢？

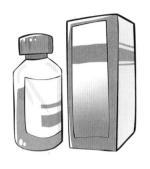

有的爸爸妈妈平时也吃一些保健品，什么复合维生素啊、葡萄籽油啊、护肝片啊之类的，也一并藏好了。宝看着你们一天一片地吃着，不知道心生羡慕多久了呢！万一哪天给他逮着机会大吃一通就麻烦了。

即使是维生素 D、钙剂等，也要收好，每次给宝拿出一次的剂量，不要随手乱放。要知道，不管什么药，量大了都会损害宝的健康的。

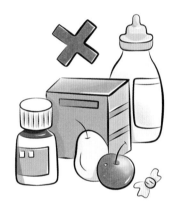

虽说有娃的日子真的是很忙碌，但忙不要紧，千万别乱。药品啊、锐器啊、家具的尖尖角啊，该藏的都藏起来、该包的都包住，用完了该放哪还放哪，千万别乱放，这些东西让宝抓住那还了得！宝还小，讲道理没用的，听小南的，回家好好收拾去！

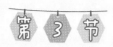

呼吸道异物

这几节气氛有点紧张，小南也不想说这些揪心的事儿，可不说不行呐！每天在门诊看得心急，就想告诉爸爸妈妈们怎么预防这些意外，万一发生了意外，怎么及时有效地处理来减轻伤害。今天要讲的是，宝宝意外伤害中的头号杀手——呼吸道异物。

讲真，呼吸道异物的情况还是比较常见的。什么瓜子啊、花生啊、果冻啊，一不留神就可能堵在喉部，或者溜到气管、支气管。如果只堵住部分气道，还好，宝只是咳嗽、气喘，要是把气道全堵住了，宝就没法呼吸了，分分钟有生命危险。

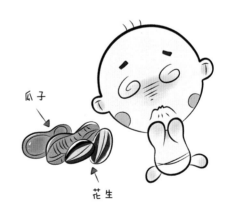

瓜子

花生

最可怕的是，一旦有异物阻塞宝的呼吸道，你可能都没有足够的时间送他去医院救治。所以，掌握针对呼吸道阻塞的紧急处理办法是必需的，不光是爸爸妈妈，照顾宝的每一个人都应该学会。这关系到你们能不能在关键时刻救宝一命。

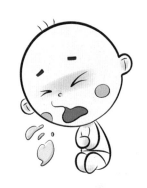

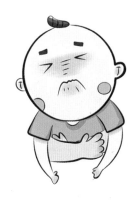

鉴于呼吸道异物头号"杀手"的身份，小南觉得有必要整理一份急救攻略，以防万一。这里面牵涉到一个核心的急救法，就是海姆立克急救法。什么法？不用管它，名字不好记，没关系，你只要记住该怎么做就好。

☀ 宝是小婴儿

小婴儿适合用拍背法。让宝宝趴在你的右前臂上，头部朝下，并用双腿支撑。用右手拇指和食指固定宝的下颌，用左手掌根部拍打宝双侧肩胛骨之间的位置，拍打5次。

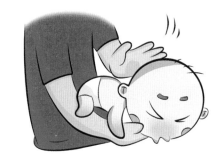

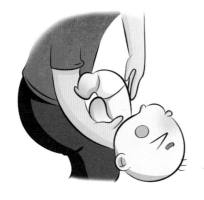

如果拍背法未能起效，可以再试一下压胸法。让宝平躺在你的双腿上，用一手或两手的食指和中指快速冲击宝双乳头连线中点下方的位置，重复几次，直至异物排出。

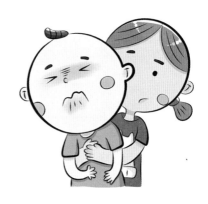

大一点的宝宝适合用腹部冲击法。你站在宝身后，把宝环腰抱住。一手握拳放在宝胸骨和肚脐之间的位置，另一只手覆盖拳头，拳头用力向上冲击腹部，重复几次，直至异物排出。

这些方法的目的只有一个，就是把异物冲出来，要是一下就冲出来啦，那就不用继续啦！若是这些招都不好使，那就火速去医院。

还有一种情况，宝误吸了比较小的异物，异物进入支气管并停留下来，爸爸妈妈也不知道。后来，宝反复出现支气管炎、肺炎，住院检查时才发现异物。这种情况也不少见，所以，若宝反复出现支气管炎、肺炎，也要考虑到这种可能。

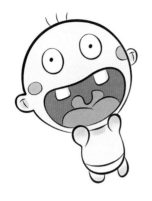

　　说到底，预防还是最重要。别给宝逮着异物的机会，不就行啦！3岁以下的宝，咱能不能尽量不吃瓜子、花生这些坚果，想吃磨成粉行不行？硬币、纽扣，凡是有可能进嘴的小物件，妈妈们都藏起来。

　　养成良好的饮食习惯，吃饭的时候别逗宝，更不要追着喂。要知道，宝一兴奋，可能就顾不上嘴里的食物，一不小心，食物就可能跑错了道。

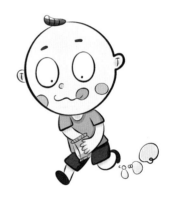

　　再次提醒，发生呼吸道异物有生命危险，该藏的都藏好，该扔的都扔喽！万一真的发生了"万一"，别慌，好好想想小南教的方法，行动起来，时间就是生命！

鱼刺卡喉

吃瓜子、花生不安全，吃饭就能放心了么？哪能呢？站在宝宝的角度想一想，这还真是一个危机四伏的世界呢！为了让宝宝聪明，哪个妈妈不得给宝多吃点鱼，可一个不小心，宝被鱼刺卡喉了，咋办呢？

小一点的宝可能不会说，但是吃着吃着"哇"一声哭起来，你就要考虑到这个可能性了。爸爸妈妈不要太自信，认为自己挑的很仔细，不会有鱼刺。嗯，意外、意外，就是意料之外的事啊！

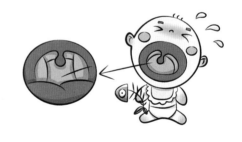

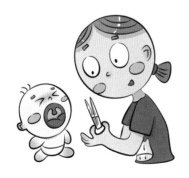

嗯，鱼刺一般就爱卡在舌根部、扁桃体、咽后壁这些地方。先把宝安抚下来，让宝张开嘴，要是肉眼就能看到鱼刺，手稳点，用镊子把鱼刺夹出来。

呃,看是看见了,可扎得那么深,不敢动手哎。那就赶紧,"我带上宝,你带上钱",医院走一趟。

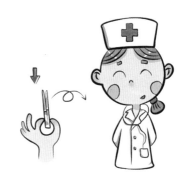

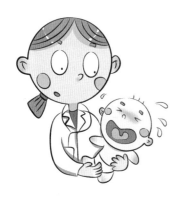

还有爸爸妈妈表示,压根看不见鱼刺。嗯,这样,要是宝有吞咽困难、疼痛,或者哭闹不安、不爱吃东西等情况,同上,去医院。要是宝很快就恢复正常,吃饭也不受影响,那可能鱼刺已经下肚,咽部只是轻微划伤。

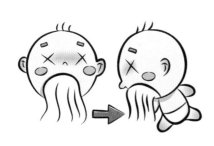

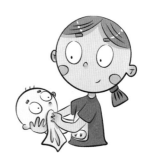

注意哦,宝被鱼刺卡住的话,可能会呕吐,最好把宝的小脑袋偏向一侧,让他吐,吐完了再把口腔擦干净。

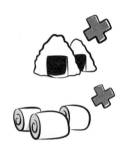
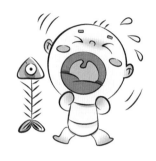

　　又到了偏方争相上场的时候了，鱼刺卡喉确实难受，可吞饭团、咽馒头的，就能搞定它？鱼刺这么傲娇的货，非但不会被带下去，反而会顺势卡进食管里，对食管造成伤害，最终增加医生发现和取出的难度。

　　喝醋呢？据说醋能软化鱼刺？事实上，醋对鱼刺的软化效果非常有限，反而会刺激并灼伤食管的黏膜，结果反而加重了伤害。

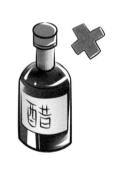

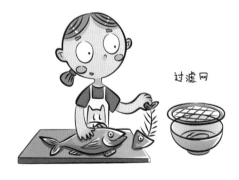

过滤网

　　还有那些大口喝水啊、用手抠啊之类的土办法，就不要去试了，帮不上忙不说，还会帮倒忙。

　　当然，也不能因噎废食啊！有的妈妈在宝被卡后，就再也不敢给宝吃鱼了，那怎么行呢？鱼刺可怕，鱼肉还是好东西呀！鱼，宝还是要吃滴，鱼刺，是可以这样预防滴：妈妈烹饪鱼肉时，最好把鱼刺剔除，喝鱼汤呢，也用过滤网将鱼刺过滤去除。

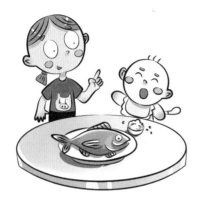

吃鱼前跟宝说："吃鱼肉时要细嚼慢咽哦！"别小看宝，现在的宝聪明着呢，一岁多的宝就能自己挑出鱼刺来。你只要告诉他鱼刺不可以吃，他就会模仿你吐鱼刺的动作。另外，宝吃鱼时就别跟他说话啦，让宝安安静静地吃饭。

再就是，给宝挑鱼刺少的部位吃，这样也会降低被卡的概率。还有，选择刺相对少的鱼也是好办法啊，超市里那些处理好的三文鱼肉就很安全哦！

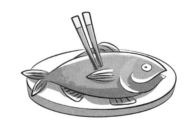

生活嘛，就是这样，充满了小惊喜和小惊吓。即使妈妈打起十二分的小心，还是有可能中招。没关系，放轻松，记住这些正确的应对方法，爸爸妈妈心里就有底啦！

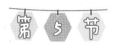

食物中毒

经常有某幼儿园小朋友集体食物中毒的报道，尤其是夏天，这样的事件更是多见。那天天在家吃饭的小宝宝就安全了吗？不见得，要知道，食物世界的水太深，一个不小心就可能中招。

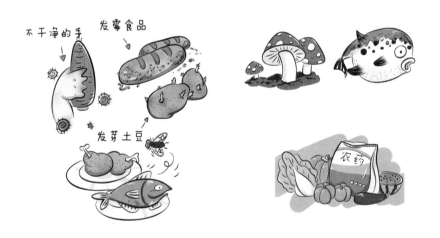

食物中毒，简单地说，就是吃了不好的东西。引起中毒的食物，有细菌性中毒食物、真菌性中毒食物、动物性中毒食物、植物性中毒食物和化学性中毒食物。也就是说，带有沙门菌的鱼虾、毒蘑菇、河豚、四季豆、有农药残留的蔬菜，都可能引起食物中毒。

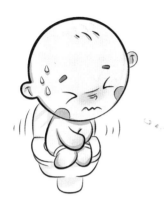

食物中毒往往都来得让人猝不及防，而且一般都是结伴生病。你想，吃了一样饭的人可不都得中毒吗？但到了宝这儿，就有些不一样。因为，这个饭可能是你单独为宝准备的，你没吃。再就是，宝的抵抗力哪能跟爸爸妈妈比呀，宝上吐下泻了，你也可能没事。

发现宝中毒后，要尽快催吐、洗胃。一般在进食后的 4～6 小时内发现的，都应该洗胃，当然，进食后 1 小时内洗胃效果最好。对于 1 岁以内的小宝宝，爸爸妈妈不要轻易自己动手，抓紧带宝去医院，让医生来解决。

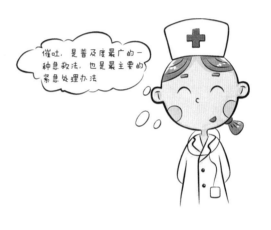

催吐，是普及度最广的一种急救法，也是最主要的紧急处理办法

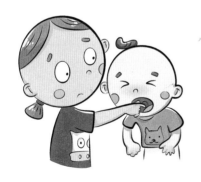

年纪大一点的宝呢？那也要确保是在小家伙清醒的情况下，妈妈用手指或软的勺子刺激宝的咽后壁催吐。你下得了手，宝胃内残留的食物才能尽快排出，最终防止毒素进一步被吸收。

催吐时，姿势很重要，要保持前倾位，这样能防止宝误吸。否则，呕吐物呛入气管就麻烦了。催吐之后，并不意味着万事大吉，还是要去一趟医院，医生会根据具体情况进行有针对性的治疗。

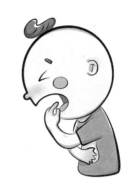

当然了，想从源头上制止，就得在食物上多留份心。食物高温煮沸后，就安全了吗？呃，这要看是哪种类型的食物中毒了。生物性的中毒，没问题，

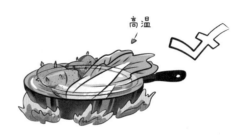

高温

煮煮更健康。化学性的中毒，煮沸反而会使有害物质的浓度增大，如烂白菜中产生的亚硝酸盐，发芽土豆中的龙葵碱等，高温都是拿它们没办法滴。

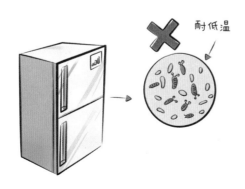

耐低温

食物放在冰箱里就没事了？还真不是，有些细菌的耐受能力非常强，低温环境下也能生长，像耶尔森菌属、李斯特菌等，在冰箱冷藏室中依然能够存活。

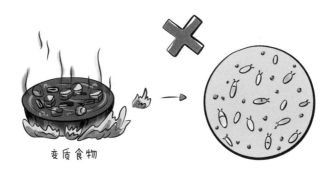

变质食物

老人们比较节俭，有时变质的食物也舍不得丢掉，觉得煮沸了吃就没事了。可是光杀死细菌不行啊，细菌产生的毒素才可怕。革兰阴性菌产生的内毒素，非常耐热，100℃加热 1 小时都不会被破坏，咱能跟他死磕吗？

农药残留也是个大问题。给宝选择没有使用农药或农药残留量低的蔬菜、水果当然是个好办法，但有时候你很难保证它们确实是绿色食品。这就需要爸爸妈妈们仔细清洗蔬菜、水果，能去皮的尽量去皮给宝宝食用。

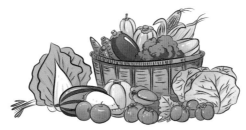

鱼小南
特别提示

一般来说，爸爸妈妈们对宝的食物是很上心的，不会出现严重的情况。要严防的是这两点：爸爸妈妈买了点好东西，一心想留着给宝吃，留着留着不新鲜了；带宝到户外玩的时候，一时没看住，宝自己吃了有毒的东西。总之，和宝有关的，都要多留点心呐！

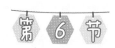

小儿骨折

宝一旦会走了，活动范围就大了。嗯，这意味着，他要开始闯祸了。那宝会跑了呢？他就能闯更大的祸啊！不管是风一般的女宝，还是男宝，都是爱闯祸的宝。小南最近见了几个骨折的宝，到了医院还在动个不停呢！

宝这成长过程，真心是一路"打怪"啊，这一次遇到的是什么"怪"呢？"骨折怪"。小儿骨折，也是宝日常生活中常见的突发状况，之所以称它为"怪"，当然是有原因哒！

跟我们成人相比，宝的骨骼还在不断生长发育中，且宝的骨头更加柔韧。所以，大部分宝的骨折属于"青枝骨折"，意思是说，宝骨折时，骨头像青嫩的树枝一样弯曲，折而不断，一般只有骨皮质受损。

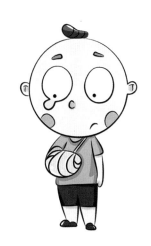

嗯，这也算是对宝的一种保护吧。所以说，绝大部分的儿童骨折都不需要手术。但是，如果骨折发生在关节附近，特别是伤及生长板时，那就不得不借助手术复位啦。

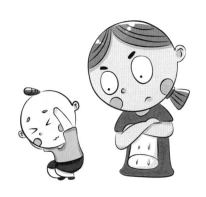

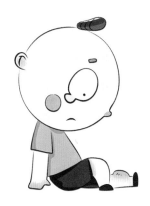

小宝宝往往不会表达自己的感受，所以，骨折的初判断完全需要爸爸妈妈来琢磨。若宝骨折了，他肯定会撕心裂肺地哭。当然，只是摔疼了，他也会这么哭的。所以，哭不是重点。重点是，骨折部位会出现肿胀，宝不敢挪动受伤部位，一动就会哭得更厉害。如果是这样，就要怀疑骨折了。

这个时候千万别去按压宝的受伤部位，尽量让宝别活动。如果家里有急救包，就用夹板、绷带把受伤部位固定起来，如果没有，找个硬纸板什么的代替也行。

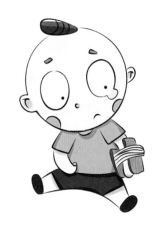

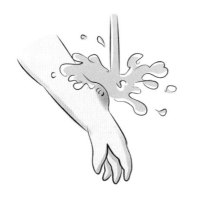

若是有皮肤破损呢，就先用洁净的水冲洗宝受伤的部位，尽量把脏东西冲光光。若是伤口流血，就先按压伤口止血。

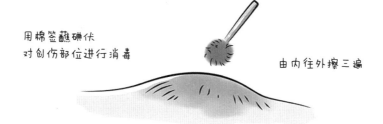

用棉签蘸碘伏对创伤部位进行消毒

由内往外擦三遍

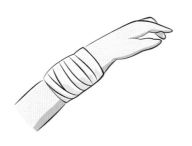

用无菌纱布覆盖创面，用绷带进行包扎。

把受伤的肢体固定住，免得发生骨折断端移位而加重病情。妈妈表示有点晕，怎么固定？要是宝前臂发生骨折，就得整个肢体跨关节地进行固定，啥意思？就是前臂、上臂、腕关节统统固定住。若是没这些急救物品呢，那就找点干净的布，上肢骨折就把上肢绑在胸部，下肢骨折就把两条腿绑一起。总的原则是运送过程中不要让伤处活动。

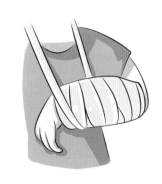

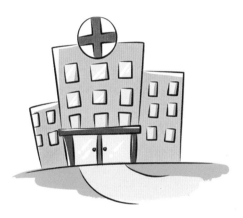

把宝送往就近的医院，让医生诊断和治疗。注意，开车要稳，别晃得太厉害了。若是在户外，没什么可用的东西，或者爸爸妈妈完全不知道怎么办，那就打 120 叫救护车，等着医生来处理。

当然，保护好宝，不让宝发生骨折才是上上策。但是，宝精力旺盛，喜欢打打闹闹、蹦蹦跳跳，对危险的识别和判断能力不足，很容易受伤哒。爸爸妈妈还是要关注一下各种危险因素，做好防范工作。

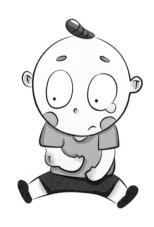

具体点？嗯，小南正要说呢，莫急。跑步、行走时摔倒，多半发生在小区广场、游乐场，那么多的小家伙在一块打闹、追逐啥的，难免会摔伤。爸爸妈妈、爷爷奶奶、姥姥姥爷们，一定在旁边看好了，及时地拉宝一把。

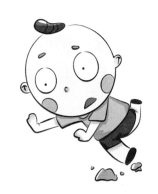

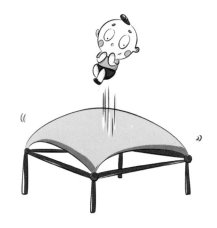

滑梯、蹦床上摔伤。小区、公园、游乐场都有不少专门给小朋友玩的娱乐设施，这些设施好玩但也有隐患啊，家长们可别扔下宝就玩手机去了。

小宝宝看见大孩子玩什么就会心生羡慕，也闹着要玩。但爸爸妈妈们要知道宝该玩什么、不该玩什么，要根据宝的年龄给宝选择合适的玩具。像滑板、轮滑什么的，咱们 3 岁以下的宝还玩不了。

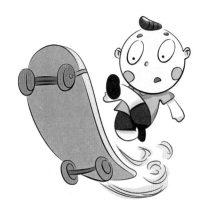

宝稍大点就开始迷恋各种小车子啦，但追风少年不是那么好当滴！滑板车、扭扭车、平衡车、自行车，不管哪种车，都是会翻的，大人一定要在旁边做好防护，护膝什么的都置备齐，安全第一啊！

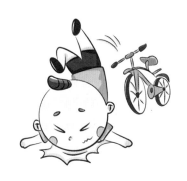

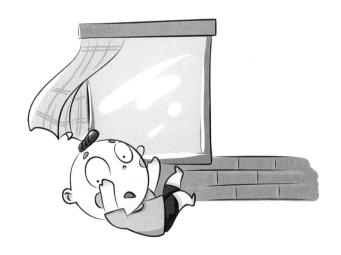

　　隔三差五就有这样的报道：宝睡着了，家长把宝一个人留在家里外出办事，宝醒了要从窗户爬出去找妈妈，结果摔出个骨折来。这种事，你肯定听过吧？说别人都是一套一套的，轮到自己就容易抱侥幸心理。

　　不管有什么急事，千万别留宝一个人在家，大不了抱着一起去。天知道宝什么时候会醒，他醒了又会闹出什么事来。记好了，一定不要、一定不要、一定不要留宝一个人在家。

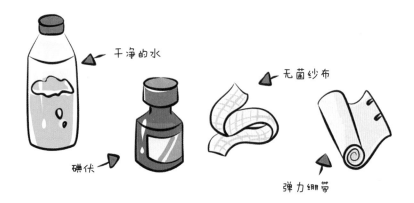

干净的水

无菌纱布

碘伏

弹力绷带

　　当然，小南认为，家里还是应该常备一个急救包的，买一个搭配好的也行，自己单买几样急救品也行。起码得备点纯净水、碘伏、酒精、无菌纱布、弹力绷带等，出去玩的时候也要带上，有备无患嘛！

　　讲了这么多，就是一个意思，既然把宝带来这个世界，就要对他负责，多学习、多陪伴、多呵护。做好预防，尽量不让宝生病，一旦生病，也要让宝接受科学合理的治疗，尽快好起来！0~3岁这个阶段很重要，让宝的免疫系统得到良好的发展，会让宝终生受益！